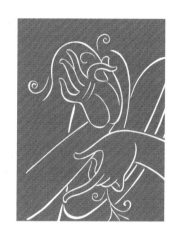

翻手为药覆手毒

——毒性中药十一讲——

朱 姝 李燕村 邵雨萌 主 编

全国百佳图书出版单位
中国中医药出版社
·北 京·

图书在版编目（CIP）数据

翻手为药覆手毒：毒性中药十一讲 / 朱姝，李燕村，
邵雨萌主编 . -- 北京：中国中医药出版社，2024. 11.
ISBN 978-7-5132-8898-9

Ⅰ. R285.1

中国国家版本馆 CIP 数据核字第 2024HM1544 号

中国中医药出版社出版

北京经济技术开发区科创十三街 31 号院二区 8 号楼
邮政编码　100176
传真 010-64405721
廊坊市佳艺印务有限公司印刷
各地新华书店经销

开本 710×1000　1/16　印张 8.25　字数 128 千字
2024 年 11 月第 1 版　2024 年 11 月第 1 次印刷
书号　ISBN 978 - 7 - 5132 - 8898 - 9

定价　45.00 元
网址　www.cptcm.com

服 务 热 线　010-64405510
购 书 热 线　010-89535836
维 权 打 假　010-64405753

微信服务号　zgzyycbs
微商城网址　https://kdt.im/LIdUGr
官 方 微 博　http://e.weibo.com/cptcm
天猫旗舰店网址　https://zgzyycbs.tmall.com

如有印装质量问题请与本社出版部联系（010-64405510）

《翻手为药覆手毒》
编委会

主　编　朱　姝　李燕村　邵雨萌

副主编　刘红燕　李文华　王春燕　鲍　霞

编　者（以姓氏笔画为序）

王钰涵　李　颖　陈晓萱　党　卫　唐梦瑶

手绘图　陈晓萱

内 容 提 要

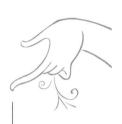

　　翻手为"药"，覆手为"毒"，意思就是具有毒性的中药可能对人体产生严重的不良反应，但若能趋利避害、辨证应用，"毒药"则可以"疗痼疾、起顽疴"。因此，如何合理运用有毒中药，值得我们进一步研究。

　　《翻手为药覆手毒——毒性中药十一讲》一书选取临床中具有代表性的 11 种毒性中药，对这些中药的名称来源、传说故事、药物溯源及饮片辨析等方面进行简要论述，并着重对中药的毒性及古今中医名家对该药的临床运用方法进行介绍。本书每篇皆以中药传说故事作为导入，选取古代经典医案和现代临床案例，分析各有毒中药的毒性成分及有效成分，通俗易懂、图文并茂。本书既可视作中医药工作者学习研究的参考书，亦可作为中医药爱好者科普学习指南用书。

前言

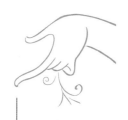

　　综观中医药发展长河，在数千年的临床实践中，古今医家应用有毒中药治愈了无数顽疴痼疾。有毒中药用之得当，则是治病扶伤的"良药"，但如若稍有不慎，则是伤人致命的"毒药"。

　　中医药学对中药毒性的认识可以追溯到本草学的起源。中药的毒性泛指偏性，如张景岳《类经》所言"药以治病，因毒为能"，偏性也称中药"广义的毒性"。随着本草学的发展，人们对中药毒性的认识更为深入，渐渐衍生出了"狭义的毒性"，即专指药物对人体的毒害性、伤害性，有毒中药若使用不当则会致人中毒甚至死亡。

　　在我们临床用药中，有很多常见药物都是具有毒性成分的"毒药"。如，川乌一味，其所含乌头碱既是有毒成分，也是发挥作用的有效成分。有毒中药的用药剂量、质量控制、炮制方法及是否合理配伍等，皆与该药的临床疗效和毒性反应密切相关。本书选择临床中部分常用的有毒中药，包括马钱子、巴豆霜、半夏、川乌、附子、全蝎、朱砂等共11味，涉及植物药、动物药及矿物药等多种药物类型，对其毒性记载进行梳理。除中医药理论外，本书还增添药物现代毒理研究内容，并对古今临床名家应用这些毒性中药在治疗常见病、疑难重症等方面的经验进行总结，为中医药同仁正确对待中药毒性、合理利用有毒中药提供参考，同时向大众推广有关毒性中药的科普知识，令大众不再闻"毒"色变，助力大众健康事业的发展。本书插图均为陈晓萱手绘。

　　本次编写得到了中国中医药出版社及山东中医药大学相关专家和老师的大力支持，在此一并表示衷心感谢！

　　本书内容虽经编委会及专家多次审稿论证，我们也一直在努力使文字、图片既通俗易懂，又准确到位，但仍可能存在诸多不完善之处，希望各位读者对本书不足之处多多提出宝贵意见，以便再版时修订提高。

编委会

2024 年 1 月

注：本书中所有药物植物形态及饮片形态图片皆为原创。

目录

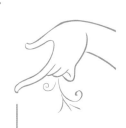

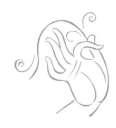

第一讲　牵机之毒 ㊟ 马钱

马钱子为马钱科植物马钱的干燥成熟种子。冬季采收马钱的成熟果实，取出种子，晒干，炮制后入药。本品主产于印度、越南、缅甸，我国云南、广东、海南等地亦产。

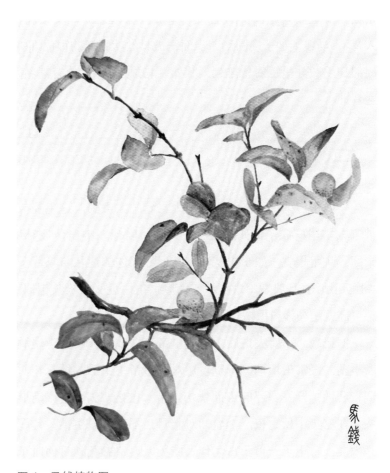

图 1　马钱植物图

我国对马钱子的文字记录起始于宋代，直到明代《本草纲目》将其载入，马钱子才作为中药走上历史舞台。近代人认为其为大毒之品，具有通络散结、消肿定痛之效，尤善止痛、通络。今人多因其毒慎之避之，刘惠民、朱良春等名医名家却使用马钱子治疗胃下垂、中风、痿证、脑肿瘤、癣证、瘰证、血证等顽疾，屡获良效。

一、释名

李时珍《本草纲目》释其名曰："状似马之连钱，故名马钱。"所谓马之连钱，是指马身上如同连钱状的毛纹。《南史·梁本纪》简文帝篇曰："项毛左旋，连钱入背。"马钱子种子扁圆形，表面密被具丝状光泽的银色细绒毛；绒毛自中央向四周匍匐生长并呈辐射状排列，状如"马之连钱"，故有其名。"马前"，为"马钱"之音讹。

二、传说

马钱子与鹤顶红、钩吻并列为宫廷三大毒药，这主要与传说中南唐后主李煜被宋太宗用马钱子毒死有关。王铚在《默记》中曰："牵机药者，服之，前却数十回，头足相就，如牵机状。"《默记》描述的症状与马钱子主要成分之一士的宁（strychnine）典型中毒症状"惊厥，角弓反张"极其相似，由此推断"牵机药"很可能就是马钱科植物马钱。

据记载，南唐灭亡后，末代皇帝李煜成了俘虏。李煜洞晓韵律，诗词歌赋无所不精，经常借填词咏诗以表达对昔日帝王生活的怀念和对今日牢笼似的生活的惆怅悲愤，抒发自己的哀怨忧伤之情。据传，978 年，是李煜被囚禁的第三个年头。在这年中秋之夜，李煜仰对皓月，不禁触景生情，勾起了亡国之恨，于是诗兴大发，写下了一首千古名作《虞美人》："春花秋月何时了，往事知多少。小楼昨夜又东风，故国不堪回首月明中。雕栏玉砌应犹在，只是朱颜改，问君能有几多愁？恰似一江春水向东流。"当这首《虞美人》传到宋太宗赵光义耳中时，他十分震惊：这首词绝非吟花弄月之作，而是寄托了李煜对故国怀念的深情，李煜绝非醉生梦死之辈，妄图有朝一日东山再起。宋太宗认为此人不除，实为大宋江山之隐患，于是下了一道密旨，派专人将"牵机药"混在酒菜之中，以毒杀李煜，并由太监宣谕曰："李煜听旨，尔国破家亡，尚能写出许多优美感人的诗词，今赐醇香美酒，美味佳肴，尔可开怀畅饮，尽情享用。"李煜三杯酒下肚，佳肴略尝，顿觉肌肉抽动、吞咽困难，其状如牵机，牙关紧闭，窒息而亡。"牵机药"据说就是用马钱子制成的。

三、溯源

马钱子始载于《本草纲目》，原名番木鳖，书中对其性味的描述为"苦，寒，无毒"，但在"集解"部分描述其"或云以豆腐制过用之良，或云能毒狗至死"。表明此时人们已经对该药物的毒性有所认识。《神农本草经疏》曰："番木鳖，性大寒，味至苦，凡病人气血虚弱，脾胃不实者，慎勿用之。"《本草原始》对马钱子的毒性有了更进一步的认识，云其："能毒狗至死，亦能杀飞禽，今人多用毒乌鸦。"《景岳全书》谓："番木鳖，味极苦，性大寒，大毒。"《本草汇言》云："番木鳖，味苦，气寒，有毒。"《珍珠囊补遗药性赋》收集了金元及明代各名家验方，其中也不乏对马钱子毒性的叙述："木鳖子、马钱子二者皆为有毒之品。"可见明代以前本草著作中对于马钱子的毒性尚无详细的叙述，对其毒性的认识还处在一个较为懵懂的时期。

清代医家已大量用马钱子医治疾病，并对马钱子的毒性有了更为深入的了解。《务中药性》云："马钱子性毒如狼，又名番木鳖……俗云人吃则解热，狗若吃了则断肠。"《本经逢原》谓："木鳖有两种，有壳者曰土鳖……一种无壳者曰番鳖……又能毒狗，狗性大热，此性大寒，寒热相反，激之使然。"同时期的《本草求真》和《本草求原》中都有与之类似的记载："番鳖……功与木鳖大同……狗性大热，用此大寒内激，使之相反，立见毙耳。"民国时期的杨叔澄、王心远的《中药大义》对马钱子的毒性有了更加深入的研究:"番木鳖之功用,与木鳖子相仿,而性较烈,又能治毒狗至死,过服则发痉挛。西药士的宁即由番木鳖提出,性极毒。"1979 年出版的《中草药学》对马钱子的毒性及中毒症状有了较为科学、完整的描述:"本品(马钱子)中毒后出现强直性惊厥,角弓反张,颜面肌痉挛呈'痉笑'状,呼吸肌痉挛性收缩,使呼吸停止在吸气状态,惊厥反复发作,终至窒息死亡。"近现代,中医药学者对马钱子的临床应用和不良反应已有了系统科学的研究,并接收了大量来自西方医药学的理论研究成果。

四、辨析

(一)主要炮制品

生马钱子:取原药材,除去杂质。

制马钱子:取净河沙,置炒制容器内,用武火加热至滑利状态时,投入生马钱子,不断翻动至表面鼓起,呈棕褐色或深棕色,内部红褐色并鼓起小泡时取出,筛去沙,放凉。

马钱子粉:取制马钱子,粉碎成细粉,按照《中华人民共和国药典》(简称《中国药典》)2020 年版马钱子含量测定项下的方法测定士的宁含量后,加适量淀粉,使含量符合规定,混匀,即得。

(二)主要鉴定

生马钱子:呈纽扣状圆板形,常一面隆起,一面稍凹下,直径 1.5～3 cm,厚 0.3～0.6 cm。表面密被灰棕色或灰绿色绢状茸毛,自中间向四周呈辐射状排列,有丝样光泽。边缘稍隆起,较厚,有突起的珠孔。底面中心有圆点状种脐。质坚硬,平行剖面可见淡黄白色胚乳,角质状。气微,味极苦。

制马钱子:形如生马钱子,形体两面鼓起,表面棕褐色,内部红褐色,质地坚脆,气微,味极苦。

马钱子粉:为黄褐色粉末,气微香,味微苦。

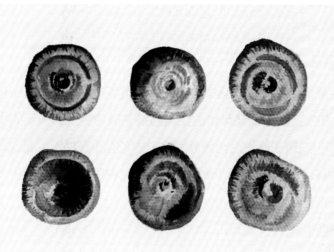

图 2　马钱子饮片图

五、运用

（一）临床用药

药性： 苦，温；有大毒。入肝、脾经。

功效： 通络止痛，散结消肿。

临床应用：

消肿通络止痛。可配麻黄、乳香、没药，治疗伤科跌打损伤、骨折肿痛，为伤科疗伤止痛之佳品。

散结消肿，通络止痛。可以毒攻毒，治疗痈疽疮毒，多作外用，单用即效；可配青木香、山豆根，等份为末，吹喉，治疗喉痹肿痛。

通络佳品。可治疗风湿顽痹、麻木瘫痪，单用有效，亦可配麻黄、乳香、全蝎等为丸服。

特点： 善于走窜，通络力强，止痛效果突出，善于治疗风湿顽痹、拘挛疼痛、麻木瘫痪和各类疼痛，尤其是外伤疼痛。

（二）中药毒性

1. 主要毒性成分

马钱子主要含生物碱类、苷类、酸类、醇类等化学成分，其中生物碱含量为1.5%～5%。其生物碱成分又以士的宁和马钱子碱为主，其中士的宁占总碱含量的35%～50%，马钱子碱次之。此外马钱子中还有少量的番木鳖次碱、马钱子新碱、伪番木鳖碱、羟基番木鳖次碱等。多项研究表明，马钱子中生物碱类成分既是有效成分，也是毒性成分。

2. 中毒案例

刘某，男，41岁。患者于当地某医生（后查证为无证行医）处诊断为类风湿关节炎，并服用含有马钱子成分的中药丸剂。起初患者每次服药30粒（1.95～1.97 g），因无效，逐渐加量至每次110粒。

连续服药20日后，某日上午，刘某服药后突感头晕、牙紧，其妻按医嘱给刘某灌服一碗凉水，症状无缓解。晚21时许，其妻按医嘱灌服绿豆水时发现刘某牙关紧闭、抽搐、呼吸急促。后刘某因未被及时抢救而死亡。

刘某死后第11日进行尸体检查。解冻其尸体发现，已中毒腐败，可见尸绿及腐败静脉网、双眼睑、球结膜苍白，口、鼻腔见血性液体流出，双手指甲床发绀明显，余未见异常。组织病理学检查，见其脑组织水肿、淤血明显，部分血管周围见少量围管性出血；冠状动脉粥样硬化，左前降支见长1.0 cm的I级狭窄，左旋支见长0.8 cm的II级狭窄，右冠状动脉见长0.5 cm的I级狭窄，心肌细胞灶性肥大，灶性自溶，右心室壁轻度脂肪浸润；肺膜略增厚，灶性肺气肿，部分肺泡上皮细胞脱落；肝淤血，部分肝细胞水样变性、自溶；脾淤血、自溶，部分脾细、小动脉管壁增厚，玻璃样变性；肾淤血，少数肾小球纤维化、玻璃样变性，肾小管上皮细胞自溶，部分肾小管内见橘红色蛋白管型。

提取刘某尸体的肝组织、胃内容物及所服中药丸剂送毒物检验，均检出马钱子碱。马钱子碱在药丸中的质量分数为16.2 μg/g，在肝组织中的质量分数为0.061 μg/g，未检出其他常见毒（药）物成分。

六、变通

马钱子作为中药始载于《本草纲目》，因其有大毒，且中毒量与有效量非常接近，今人多慎用，但却成为刘惠民等名医名家治疗疑难杂症的一味常用中药，屡获奇效，值得探赜。

（一）刘惠民治疗胃缓

刘惠民教授是著名中医学家，历任山东中医学院院长、山东省中医药研究所所长、山东省卫生厅副厅长等职。他对内、外、妇、儿各科疑难病症的研究均有高深造诣，形成了独特的辨证用药体系。

胃下垂一病属中医"胃缓""胃下"范畴。《灵枢·本脏》曰："脾应肉，肉䐃坚大者胃厚，肉䐃么者胃薄……肉䐃不坚者，胃缓。"胃下垂，多为脾胃不足，中焦运化减弱，中气下陷，无力提升所致。刘惠民教授治疗胃下垂多从补中益气、健脾和胃入手，常加马钱子一味，以达到提高治疗效果的目的。

马钱子并不具备补脾益气的功效，为何可以用于治疗胃下垂？刘教授认为，马钱子虽无补虚之功，但却有升提脾胃之效。现代研究认为，马钱子的主要成分马钱子碱可提高横纹肌、平滑肌和心肌的张力，称为"牵肌"（亦称"牵机"）之效，以表明其对肌肉的影响。刘教授治疗胃下垂时，在补中升提之药中加马钱子，正是采用逆向思维，"借其毒反增其效"，利用其毒性成分对胃肠平滑肌发挥牵引之效，治疗中气下陷之胃下垂。此外，小剂量的马钱子有通降助运、开胃消食之功。现代研究也证实其另一主要毒性成分士的宁可刺激味觉感受器，反射性促进胃液分泌，促进消化，提高食欲。因此，对于脾胃虚弱所致的脘腹胀满，马钱子也颇具良效。近代名医张锡纯用之与白术配伍治疗脾胃虚弱、饮食减少、身体羸弱者，并誉马钱子为"健胃之妙药"，又谓其："若少少服之，但令胃府蠕动有力，则胃中之食必速消。"

（二）朱良春治疗中风、痿证

朱良春教授，国医大师、全国著名中医内科学家、全国老中医药专家学术经验继承工作指导老师、江苏省名中医。朱教授早年拜孟河御医世家马惠卿先生为师，后师从章次公先生，深得两位老师真传。他从医逾七十载，治学严谨，医术精湛，对内科杂病的诊治具有丰富的经验。

朱教授认为，马钱子性寒，能宣通脉络，因此常在治疗中风时应用马钱子。朱教授治疗中风从燮理阴阳、调整脏腑气血入手，将本病分为气虚血瘀、阴虚血燥两类，均配伍马钱子治疗。他利用马钱子善于走窜之性，以通经活络而疗痿痹，用于治疗中风后偏瘫，常常收到良好的治疗效果。研究表明，马钱子中的马钱子碱及其氮氧化物有类似于阿司匹林样抗血小板聚集及抗血栓形成的作用，为其活血通络的物质基础。

对于痰浊壅塞经络、血脉闭阻导致的偏枯，朱教授常用振颓丸。此方原为张锡纯创制，以马钱子为主药，取其温补脾肾、活血化痰、通络之功。

朱教授诊治外伤性截瘫，辨证属中医"痿证"者，曾拟定"龙马起废丹"。方以《医林改错》中的马钱子散为基础，配伍补肾祛风通络之品，以制马钱子粉引药入经，取其"起废疗瘫"之效。研究证实，痿证、截瘫多与中枢神经系统传导障碍有关。药理研究表明，马钱子中的主要成分士的宁可有效阻止胆碱酯酶破坏乙酰胆碱，还可通过阻断甘氨酸受体激活，使齿状回神经元过度兴奋，神经传导持续，刺激肌肉收缩，增加肌张力，从而发挥"通络起痿"的作用。

（三）周仲瑛治疗脑肿瘤

周仲瑛，南京中医药大学教授、主任医师、博士生导师，是我国著名中医学家、教育家，全国首批"国医大师"，第一批全国老中医药专家学术经验继承工作指导老师，国家级非物质文化遗产代表性项目中医诊法代表性传承人。周教授幼承家训，临证七十余年，提倡遵循中医思维，以病机为主导辨治疾病，擅长治疗各类疑难急症。

中医古代文献中并无"脑肿瘤"病名的记载，其临床表现较为复杂，与中医学"厥逆""头痛""癫痫""呕吐""眩晕""痿证"等病相关，属于真头痛范畴。《灵枢·厥病》中记载："真头痛，头痛甚，脑尽痛，手足寒至节，死不治。"

周教授认为，导致脑肿瘤的主要病理因素为风、痰、毒、瘀，基本病机是风痰瘀阻、肝肾亏虚、清阳失用。周教授在治疗本病时除解毒消瘀外，还特别重视祛风化痰法的运用。周教授认为治疗癌毒需用大毒刚烈之品，主张用马钱子，取其性峻力猛、通络止痛、攻毒散结、消肿之功，来达到"以毒攻毒"的目的。制马钱子中的生物碱具有细胞毒性，对细胞增殖具有强烈抑制作用，且脂溶性良好，能够穿过血脑屏障，常用于治疗脑肿瘤。现代研究表明，肿瘤的生成与自身免疫系统有着密切的关系，马钱子不会损害正常免疫系统，且经过配伍后具有增强免疫系统功能的作用。这为周教授所提倡的扶正攻毒治疗脑肿瘤提供了科学依据。因马钱子用量过大易引起中毒，用量小又不为功，故周教授临床常以药后"口微麻、肉微瞤"为度，判断马钱子的用量。

（四）朱仁康治疗癣证

朱仁康教授，中医皮外科专家。他从事中医工作70余年，精于疮疡、皮肤外科，擅长治疗多发性疖肿、乳腺炎、脉管炎、湿疹、皮炎、银屑病、丹毒、带状疱疹、扁平疣等病症。在临床实践中，他刻苦钻研中国古代医学文化，博采众长，敢于创新，创制经验方50余种。

神经性皮炎、体癣、手足癣等属于中医"顽癣"范畴。《说文解字》曰："癣，干疡也。"《释名》曰："癣，徙也，浸淫移徙处日广也。"隋代医家巢元方《诸病源候论》中记载："癣病之状，皮肉隐疹如钱文，渐渐增长，或圆，或斜，痒痛有匡郭。"神经性皮炎、体癣、手足癣等初起多为外感风湿热毒、内伤脾胃，湿浊内生，日久肝气内郁，血分热毒灼伤阴血，血虚风燥，致使肌肤失养，变生顽疾。朱教授对于此病，内治多从卫气营血入手，外治多从六淫邪气化火化毒来论治，取祛风化痰、清热解毒之法，常用大枫子、土槿皮、羊蹄根、千里光、斑蝥等，更加马钱子一味。朱教授认为马钱子味极苦，苦能燥湿杀虫、攻毒泄热。现代研究证实，马钱子中的士的宁和马钱子碱能够透皮吸收，对于多种真菌、细菌具有较强的抑制作用，证明了其燥湿杀虫的功效。马钱子与其他药物配伍使用，既能制约其毒性，又能充分发挥抗炎、抑制真菌的作用，故朱教授在治疗癣证时常加入性峻力猛的马钱子力挫邪毒，以增加疗效。

（五）李振华治疗痹证

李振华教授，全国首届国医大师，首批全国名老中医专家，出身于中医世家，从医 60 余年，是我国著名中医学家、中医教育家。李教授擅长应用脾胃学说治疗内科杂病，对于顽痹，他巧妙地把温中健脾、除湿通络的药物配伍起来，旨在蠲痹护胃，以此治疗风湿痹症，疗效显著。

类风湿关节炎属于中医"痹证"范畴。痹证首见于《素问·痹论》，曰："风寒湿三气杂至，合而为痹也。其风气胜者为行痹，寒气胜者为痛痹，湿气胜者为著痹也。"即是说，痹证多由外界风寒湿邪气杂至，侵袭人体所致。李教授认为脾胃的功能盛衰与痹证的形成有密切关系，尤其是时间久、程度重的顽痹，因此常通过调理中焦脾胃来治疗顽痹。李教授临床常用五苓散合木防己汤化裁，并以穿山甲（代）、全蝎、蜈蚣、乌梢蛇与制马钱子配伍，攻邪通络、蠲痹止痛。正如《外科全生集》中所讲，马钱子可"搜筋骨入骱之风湿，祛皮里膜外凝结之痰毒"。其中全蝎、蜈蚣等虫类走窜之品与马钱子相配伍，既有减毒之功，同时也可增强马钱子通经活络之效。五苓散中益气健脾的白术与马钱子配伍具有协同作用，能够降低血清中不稳定自由基—氧化氮与丙二醛的含量，并提高超氧化物歧化酶的表达水平及活性。现代研究证实，马钱子炮制品中的马钱子碱及其氮氧化物具有显著的镇痛抗炎作用。

（六）裴正学治疗血证

裴正学教授出身于中医世家，是甘肃省首批名中医，擅长恶性肿瘤、血液病、心脑血管疾病、肾病、肝病、结缔组织病及其他临床疑难杂症的中西医结合治疗。

再生障碍性贫血属中医"虚劳""虚损""血证""血虚"范畴，常责之肾、脾。《素问·阴阳应象大论》载："肾生骨髓。"《灵枢·决气》载："中焦受气取汁，变化而赤，是谓血。"《难经·四十二难》载："（脾）主裹血，温五脏。"裴教授治疗再生障碍性贫血，不拘囿于已有的"补肾健脾"主流学术观点，他认为该病"久病入络，瘀血不去，新血不生"，需推陈致新、活血化瘀，以生新血。裴教授常使用马钱子，以涤荡髓海瘀滞、清解血分热毒，可谓化瘀而生新应用之典型案例。现代研究证实，马钱子中的马钱子碱能降低再生障碍性贫血患者体内炎症因子的水平，促进造血系统和免疫系统的功能，而且在一定范围内的免疫调节作用优于泼尼松。低剂量马钱子促进细胞有丝分裂的效果优于党参、黄芪，因此可以判断马钱子具有一定的补益作用。此外，裴教授以马钱子为主的基本方——复方当川合剂，效果显著，为治疗再生障碍性贫血的常用方。

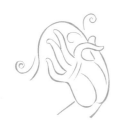

第二讲　峻下破积·巴豆霜

　　巴豆霜为大戟科植物巴豆干燥成熟果实的炮制加工品。巴豆在秋季果实成熟时采收，堆置2～3天，摊开，干燥，去皮取净仁，按照制霜法制霜，或取仁碾细后，测定脂肪油的含量，加适量淀粉，使脂肪油含量符合规定（《中国药典》规定为18%～20%），即得。本品主产于我国四川、广西、

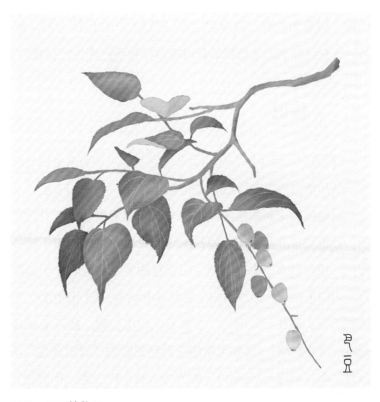

图3　巴豆植物图

云南等地。

制作巴豆霜的原材料——巴豆为《神农本草经》始载，书中将其列为下品。历代本草医书对巴豆的认识较为一致，皆言其"有大毒"，故医家在临床使用时多将其炮制后入药，去油制霜为常用炮制方法之一。相比巴豆，巴豆霜毒性有所减小，但仍为峻猛之药，剂量过大极有可能导致中毒。正确应用巴豆霜的关键在于用量。

巴豆霜具有峻下冷积、逐水退肿、豁痰利咽之效，外用可蚀疮毒，古今医家多用其治疗寒积便秘、腹水臌胀、痰证、痈疽等症。

一、释名

《本草经集注》记载："（巴豆）出巴郡，似大豆。"《本草纲目》曰："此物出巴蜀，而形如菽豆，故以名之。"巴豆主产自巴蜀之地，形似大豆，故有巴豆之名。巴豆仁经制霜法炮制后获得的霜样物质，即为巴豆霜。

二、传说

《西游记》是中国古代四大名著之一，书中有多处内容涉及中医、中药，其中有一则孙悟空巧用巴豆治病的故事。

唐僧师徒来到朱紫国，正值朱紫国国王患病，派卫兵在街头张贴皇榜征募医师。孙悟空捉弄猪八戒，用法术让众人以为是八戒揭了皇榜。八戒知道是悟空的把戏，便拉着众人来找悟空。悟空自称能手到病除，于是师徒四人被卫兵带到皇宫，为国王治病。悟空为国王悬丝诊脉后说，国王所患乃"双鸟失群症"，即"有雌雄二鸟，原在一处同飞，忽被暴风骤雨惊散，雌不能见雄，雄不能见雌，雌乃想雄，雄亦想雌"，隐喻朱紫国王的病是因为"鸳鸯分飞"的相思所致，服用"乌金丹"即可治愈。"乌金丹"配方为大黄、巴豆霜、锅底灰、马尿。孙悟空在制作药丸时，命沙僧"取大黄一两，碾为细末"。沙僧道："大黄味苦，性寒，无毒，其性沉而不浮，其用走而不守，夺诸郁而无壅滞，定祸乱而致太平，名之曰将军。此行药耳，但恐久病虚弱，不可用此。"悟空道："贤弟不知，此药利痰顺气，荡肚中凝滞之寒热。"又命八戒"取巴豆一两，去壳去膜，捶去油毒，碾为细末"。八戒道："巴豆味辛，性热，有毒，削坚积，荡肺腑之沉寒；通闭塞，利水谷之道路；乃斩关夺门之将，不可轻用。"悟空道："贤弟你不知，此药破结宣肠，能理心膨水胀。快制来。我还有佐使之味辅之也。"悟空命朱紫国国王以"无根水"（雨水）为药引，服下三枚乌金丸，国王不久便觉腹中作响，泻下秽污痰涎，少顷后渐觉心胸宽泰，气血调和，精神抖擞，脚力强健。

《本草易读》曰："大黄……入足阳明胃、太阴脾、厥阴肝。泻热行瘀，决壅开塞。除阳亢之谵语，解实结之满痛。下阳明之结燥，除太阴之湿蒸。通经脉而破症结，消痈疽而排脓血。乃荡涤肠胃之峻剂，通利二便之灵丹。"《神农本经会通》中载："巴豆，破结宣肠，理心膨，水胀。""若急治为水谷道路之剂，去皮心膜油生用。"在故事中，孙悟空命八戒将巴豆"去壳去膜，捶去油毒，碾为细末"的做法，即是将巴豆减毒，制成巴豆霜，发挥其通调胃肠道的功能，并与大黄同用，以助朱紫国王破除郁结。

三、溯源

在早期本草书中，巴豆霜出现在巴豆条目下。《神农本草经》将巴豆列为下品药，记载其："味辛，温。主伤寒、温疟、寒热，破癥瘕、结聚、坚积，留饮、淡癖。大腹水胀，荡练五脏六腑，卅通闭塞，利水谷道，去恶肉，除鬼毒蛊注邪物。杀虫鱼。"此后，魏晋《吴普本草》载："神农、岐伯、桐君：辛，有毒。黄帝：甘，有毒。"南朝梁代《本草经集注》谓其"味辛，温，生温熟寒，有大毒"，并言其"人吞一枚，便欲死"，强调其毒性之大。唐代《新修本草》言："味辛，温、生温、熟寒，有大毒。"由此可见，历代医家早已对巴豆的毒性有所认知。

至宋代，《太平圣惠方》中已有关于巴豆霜的记载，多为入丸散用。明代李时珍在《本草纲目》中提出，巴豆"研烂以纸包压去油者，谓之巴豆霜"。意为用纸包住巴豆仁末，压出巴豆油，剩下的便是巴豆霜。后代延续《本草纲目》中"（巴豆）去油名巴豆霜"的炮制传统，清代《本草备要》言："（巴豆）大燥，大泻。辛热有大毒。生猛而熟少缓。可升可降，能止能行，开窍宣滞，去脏腑沉寒，最为斩关夺门之将。"《本草从新》言："（巴豆）辛而大热大毒。开窍宣滞。去脏腑沉寒。"《本草害利》将巴豆列为"温脾猛将"，可见其药性之峻烈，"凡一切汤剂丸散，切勿妄投。即不得已急症，欲借其开通道路之力，亦须炒熟，压令油极净，入少许，中病即止。"传统认为巴豆得热则助泻，得冷则泻止，故服巴豆时不宜食热粥、饮开水。现代研究发现，巴豆中含有大量巴豆油，巴豆油中的球蛋白具有强烈毒性。

《中国药典》中指出，巴豆一般外用，用于蚀疮。用法是将适量巴豆研末涂于患处或捣烂以纱布包擦患处。巴豆霜除外用蚀疮外，还可内服使用，剂量为0.1～0.3 g，多入丸散用，其功效为峻下冷积、逐水退肿、豁痰利咽。巴豆及巴豆霜皆为孕妇禁用药，且不宜与牵牛子同用。

四、辨析

（一）主要炮制品

生巴豆：取原药材，除去杂质，浸湿后用稠米汤或稠面汤拌匀，置日光下暴晒或烘干后去种皮，取仁。

巴豆霜：取净巴豆仁，碾如泥状，里层用纸，外层用布包严，蒸热，压榨去油，如此反复数次，至药物松散成粉，不再黏结成饼为度。也可取净巴豆仁碾细，测定脂肪油含量，加适量的淀粉稀释，使脂肪油含量达到18%～20%，混匀，过筛即得。

（二）主要鉴定

巴豆鉴定：巴豆呈卵圆形，一般具三棱。表面灰黄色或稍深，粗糙，有纵线6条，顶端平截，基部有果梗痕。破开果壳，可见3室，每室含种子1粒。种子呈略扁的椭圆形，表面棕色或灰棕色，一端有小点状的种脐及种阜的疤痕，另端有微凹的合点，其间有隆起的种脊；外种皮薄而脆，内种皮呈白色薄膜；种仁黄白色，油质。无臭，味辛辣。以种子饱满、种仁色黄白者为佳。

巴豆霜鉴定：取生巴豆约 0.5 g，研碎，加乙醚 10 mL，浸泡 2 小时，并时时振摇，滤过，滤液置试管中挥干，加盐酸羟胺饱和的甲醇溶液 0.5 mL 及麝香草酚酞指示液 1 滴，再加氢氧化钾饱和的甲醇溶液至显蓝色后，再加 4 滴指示液，加热至沸腾，冷却，加稀盐酸调节 pH 至 2～3，加三氯化铁试液 3 滴及氯仿 1 mL，振摇，上层溶液显紫红色。

五、运用

（一）临床用药

药性：辛，热；有大毒。趋向沉降。归胃、大肠经。

功效：峻下冷积，逐水退肿，豁痰利咽；外用蚀疮。

临床应用：

峻下冷积，开通肠道之闭塞。可单用巴豆霜装入胶囊，也可配伍大黄、干姜制丸服用，治疗寒积便秘、腹满胀痛且气血未衰者，如《金匮要略》中治疗寒积导致的卒然心腹剧痛、便闭口噤的三物备急丸；也可峻药轻投，少量用之，治疗小儿乳食停积、痰壅惊悸等。

峻泻逐水，通下二便，有较强的退肿作用。治疗腹水臌胀、二便不通，可配杏仁为丸服；治疗血吸虫病晚期导致的肝硬化腹水，可用本品配绛矾、神曲为丸，如含巴绛矾丸。

引吐痰涎，开通气道，可治喉风、喉痹。喉痹痰阻，呼吸急促，甚至窒息欲死者，可用本品灌服或鼻饲；现代单用本品吹喉，引吐痰涎，治疗白喉及急性喉炎引起的急性喉梗阻；或与桔梗、贝母同用，即三物白散（《伤寒论》），以排痰外出。

消痈疽，疗癣，恶疮，去腐生新。治疗痈疽成脓未溃者，常与乳香、没药、木鳖子等熬膏外贴，如验方咬头膏；治疗痈疽溃后，腐肉不脱，可用本品外敷；

治疗疥癣，可用本品加雄黄和匀外擦局部；治疗恶疮，可单用本品榨油，以油调雄黄、轻粉，外擦疮面即可。

特点： 巴豆霜药力刚猛，可荡涤肠胃，峻下冷积，去沉寒痼冷，开通闭塞，善治寒滞食积之便秘；又能攻痰逐湿，峻下逐水，对大腹水肿、臌胀、二便不通有良效。

（二）中药毒性

1. 主要毒性成分

本品主要毒性成分分为两类。一类是脂肪油，为巴豆油，它既是巴豆霜的毒性成分又是有效成分，口服后在肠内析出游离巴豆酸，促进肠道分泌和蠕动，起到"峻泻"的作用；另一类是蛋白质，为巴豆毒蛋白，能溶解红细胞，使局部细胞坏死。

巴豆毒蛋白是一种细胞原浆毒，其中毒表现为咽喉肿痛、呕吐、肠绞痛、腹泻等，甚则腐蚀肠壁，出现米汤样大便，可伴有头痛、眩晕、皮肤冷湿、脱水等不良反应，严重可致患者呼吸或循环衰竭而死亡。

外用巴豆霜不当可出现接触性皮炎、局部烧灼成脓疱状红疹、水疱等症状。

2. 中毒案例

【案例一】

患儿，女，1岁半。其母把"七珍丹"瓶给患儿玩耍，患儿在玩耍中将瓶盖打开，瓶内散出的"七珍丹"粒崩入其左眼内，当时患儿哭闹不止。第二日发现患儿左眼红肿，于某医院就诊。查其左眼睑红肿，不易分开睑裂，在开睑器协助下见其结膜充血，有已溶化的"七珍丹"形成粉红色薄膜附着在上睑、球结膜和上方角膜。医生立即为患儿滴1%地布卡因表面麻醉后用眼科镊子轻轻夹取出"七珍丹"，并以生理盐水冲洗其结膜囊，发现其部分眼球结膜呈白色坏死，角膜呈层状剥脱，遂予以局部滴0.25%氯霉素眼液、涂0.5%红霉素眼药膏治疗，眼垫遮盖，每日换药一次，并口服维生素和抗生素。1周后患儿角膜恢复透明，眼球结膜坏死基本修复。

"七珍丹"为中成药，一般按小儿月龄服用，主要功用为小儿消积通便、定惊化痰，主要成分为巴豆霜、全蝎、雄黄、僵蚕、麝香、朱砂、胆南星等。巴豆霜有腐蚀作用，外用可产生接触性皮炎、烧灼肌肤出现水疱，入眼可引起眼睑红肿、角膜炎、结膜炎等。该中毒案例属于巴豆霜引起的眼前节化学性烧灼炎性反应。

【案例二】

患儿，男，出生后 38 小时，体重 3.5 kg。患儿足月顺产，生后哭声好，母乳喂养，胎便 3 次，小便 10 余次。家族史无异常。出生后，患儿祖母瞒着医务人员先后喂服患儿"脐风散"3 次，总量约 2 袋（每袋约为 0.15 g）。患儿最后一次服下后，突然出现呼吸困难、浑身发绀、全身抽搐的情况，遂入院紧急进行治疗。后患儿经抢救无效死亡。

"脐风散"也是一种儿科的传统中药配方，为小儿"开口药"，民间使用较为广泛。本品内含牛黄、巴豆霜、朱砂、全蝎、大黄等中药，有清热散风、镇静祛疫功效，可用于小儿胎火内热导致的啼哭不安、睡卧易惊等。其中巴豆霜、全蝎、朱砂等皆有毒性，巴豆霜更为大毒之品，临床应用于出生婴儿者极少。本例患儿为初生婴儿，各脏腑系统皆极为娇嫩，用巴豆霜稍有过量则会导致患儿中毒，对脏器造成损害，甚至会危及生命。患儿家属不明药性且不告知医师，随意用药而酿成惨祸。

六、变通

巴豆（霜）属《神农本草经》"下品"，为峻下有毒中药，使用不当会导致严重的不良反应，现临床应用较少。古代有不少名医使用巴豆霜的医案妙方，如张仲景、李时珍等，也有近现代医家巧用巴豆霜治疗临床疑难杂症的案例，这些宝贵的学术经验值得后学深研细究。

（一）张仲景治疗胸痛、心腹痛

在张仲景《伤寒杂病论》中，应用巴豆的方剂颇多。一为九痛丸，治"九种心痛"，兼治连年冷积流注、冷气上冲、落马坠车血疾等；二为三物备急丸，治心腹诸卒暴百病，心腹胀满，卒痛如锥刺；三为走马汤，治疗心腹刺痛，气喘急，胀满上冲心胸或胸肋腹内绞急切痛，或吐血、衄血、下血之症。

其中九痛丸、三物备急丸皆以巴豆为主药，巴豆需去皮、心，熬，使"外研如脂"，类似于现在巴豆霜的炮制方法，有减毒之效。两方皆可除胸痛、心腹痛、卒痛，治以攻逐冷积，开胸散结，但由于卒暴病与久冷积的病因不同，故配伍各异。九痛丸配附子、干姜、吴茱萸温中散寒以镇痛，配狼毒芽杀虫破积，少佐人参以益气；三物备急丸在用巴豆霜辛热峻下、开通闭塞之际，辅以温中祛寒、兼顾脾阳之干姜，另有大黄既能通大便、又能制约巴豆辛热之毒为佐使，三药相合，则药力较峻，攻下效捷。由于两方对应病症缓急不同、症状轻重不一，巴豆或为臣药或为君药。

仲景在走马汤中重用巴豆。方中巴豆急速开下之时，少佐杏仁以利肺与大肠之气，使其或吐或下，而壅滞得开。走马汤中巴豆的用量较大，照"去心皮、熬去油"法炮制入药，服药时要按照"一煎多服，急药缓投"的原则，使药力均匀吸收，既不贻误病情，又可免药过病所。

（二）李时珍治疗泄泻

历代医家皆将巴豆作为泻下药，但是李时珍却用峻下的巴豆来治疗泄泻。

在《本草纲目》中有一则这样的医案。有一老妇，常年一摄入生冷油腻之物就大泻不止。古人云"久泻必虚"，老妇年事已高，久病泄泻，正气耗伤，阴阳虚损，又因其饮食油腻、生冷后即感腹痛，其他医生皆诊为虚寒泄，用温脾肾阳、固肠止泻、补中益气之法治疗，病情却反而加重，故寻李时珍医治。李时珍这样记录了他为这位老妇人诊疗的经过："延余诊之，脉沉而滑，此乃脾胃久伤，冷积凝滞所致。王太仆所谓大寒凝内，久利溏泻，愈而复发，绵历岁年者。法当以热下之，则寒去利止。遂用蜡匮巴豆丸药五十丸与服，二日大便不通亦不利，其泄遂愈。自是每治泻痢积滞诸病，皆不泻而病愈者近百人。妙在配合得宜，药病相对耳。苟用所不当用，则犯轻用损阴之戒矣。"李时珍四诊合参，认为此妇人属寒积凝滞之证，故以"寒者热之"之法，热以祛寒，又能宣通壅滞，遂用巴豆峻下肠胃之冷积，冷积除则泄泻止；又因老妇久病体虚，故用蜡匮包巴豆为丸，缓和其峻猛之性，防其"虚虚"之弊。李时珍用巴豆治疗寒积泄泻可谓《内经》中"逆者正治，从者反治""通因通用"治法的典型运用。

（三）邢锡波治疗肝硬化腹水

邢锡波教授，河北省著名中医，著有《脉学阐微》《邢锡波医案选》《伤寒论临床实验录》等书，在治疗病毒性肝炎和肝硬化疾病方面有自己独特的经验和心得。

邢教授认为，肝硬化腹水为本虚标实之病，临床表现错综复杂，一般治法多采用疏肝化瘀、渗利水湿之法。对于高度腹水，腹胀殊甚，而体质尚好，脉象坚实者，则可用攻逐之法泄水，邢教授临床常据证配伍巴豆霜一味进行治疗，可获佳效。正如《丹溪心法·臌胀》所说："有脉实坚，人壮实者，或可攻之，便可收拾。"

邢教授对于巴豆霜的用量做过观察和研究，煎剂用 0.15～0.24 g，受试者服药后 40 分钟至 2 小时，腹中隐隐作痛，小便量不增多，大便 0～3 次，泻水量可达 1500 mL；粉剂送服用 0.3～0.6 g，受试者服药后 30 分钟至 1 小时，腹痛恶心，小便量不增多，大便 6～12 次，泻水量可达 3000 mL。因此，邢教授应用巴豆霜一般用 0.09～0.3 g，让患者在早晨空腹时冲服一次，且间隔 5～7 天再酌情给药。服用本药，患者可避免由于直接抽取腹水导致的大量蛋白流失，且可减少后续腹水的复发。因此，邢教授认为，对于一般肝硬化腹水的患者，如无慢性胃肠疾患及肝昏迷等危险症状，用以巴豆霜为主的逐水药物可以取得良好的治疗效果。

（四）董廷瑶治疗小儿风痰重证

董廷瑶教授，上海市著名中医，从事中医临床 70 余年，学验俱丰，著有《幼科刍言》《幼科撷要》，擅长儿科疾病治疗，被尊为"当代中医儿科泰斗"。

　　小儿常有痰证，历代中医儿科著作屡列"痰涎"一门。董教授认为此缘小儿肺脾不足，气阳原弱，故易见津液滞运，聚而成痰，其喘嗽痰鸣迁延难愈者，多是顽涎。风痰重病，诸如肺风痰壅、喘急欲绝；或风痰入心、神钝惊搐；或顽痰蒙窍、痛疾频作等，临床上多见于小儿重症肺炎、癫痫及多种神经精神性疾患。董教授稔悉以上诸症的共同特征在于风痰壅盛，其体壮证实者，非攻不解，故选用验方保赤散。保赤散能使痰涎通过吐泻而出，症急者痰降气平，旋获缓解；病深者风痰顿蠲，惊痛即轻。保赤散组成为：巴豆霜三钱，胆南星、朱砂各一两，神曲一两半。其中巴豆霜攻逐痰涎，开窍通塞；胆南星祛除风痰，通络定惊；朱砂镇惊安神，定痉平风；重用神曲以消积行滞。其组方紧凑，配伍有度，适合用于风痰壅实诸证。董教授认为，巴豆虽有推荡脏腑、开通闭塞、通关泄壅之力，但其气热烈、其性刚猛，如不慎妄用，就会"耗却天真，使人津液枯竭，胸热口燥"，故董教授应用巴豆霜极有节制，少则仅一天，多则不过三剂，若需继续施予，必察势后而定。

　　因此，巴豆霜"峻用有劫病之功，微用有调中之妙"，用之得当则有救人之功，用之不当则有杀人之害。

第三讲　止吐化痰 ⓛ 半夏

　　半夏为天南星科植物半夏的干燥块茎。半夏于夏、秋两季茎叶茂盛时采挖，洗净，除去外皮和须根，晒干，常用甘草、姜汁、明矾、石灰等炮制后入药。本品主产于我国四

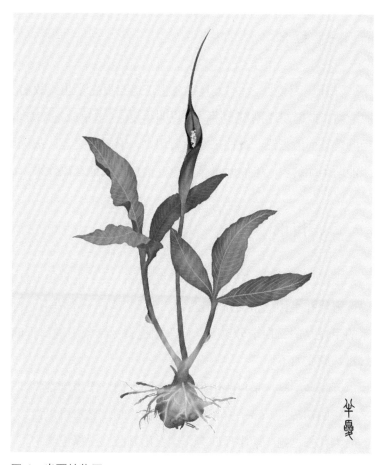

图 4　半夏植物图

川、湖北、江苏等地。

半夏入药历史悠久,最早以"治半夏"一名见于《五十二病方》,据书中记载,其可外用治疗下颌痈肿。在《神农本草经》中首次出现"半夏"之名,并将其列为下品,意为有毒攻邪之品。南朝陶弘景在《本草经集注》中明确指出,生姜可解半夏毒。后世为减轻半夏毒性、完善其炮制方法,逐渐衍生出法半夏、姜半夏、清半夏等炮制品。

半夏有化痰止呕、消痞散结之效,适宜用于脏腑湿痰诸证,是燥湿化痰的要药。半夏虽为有毒之品,但诸医家先辈妙用半夏治疗失眠、呕吐、心下痞等症屡获良效,后世当仔细研读,必会受益匪浅。

一、释名

《礼记·月令》云:"五月半夏生,盖当夏之半也,故名。"半夏之块茎在仲夏时成熟,此时夏季刚过一半,所以叫半夏。《本草蒙筌》言:"半助柴胡以主恶寒,半助黄芩而能去热,及往来寒热皆用之,有各半之意,故因而名曰半夏云。"半夏半能助柴胡解表,半能助黄芩清热,治疗少阳证寒热往来,故有半夏之名。

二、传说

半夏具有毒性,而生姜可解半夏之毒。关于生姜和半夏的关系有许多传说。

宋代孔平仲《常父寄半夏》诗记录了这样一个故事:自家孩子们看到友人寄来的半夏又圆又白十分诱人,便争相抢食,结果出现口舌麻木的症状,后以生姜解毒。原文如下:

齐州多半夏,采自鹊山阳。累累圆且白,千里远寄将。

新妇初解包,诸子喜若狂。皆云已法制,无滑可以尝。

大儿强占据,端坐斥四旁。次女出其腋,一攫已半亡。

须臾被辛螫,弃余不复藏。竞以手扪舌,啼噪满中堂。

父至笑且惊，亟使啖以姜。中宵方稍定，久此灯烛光。

大钧播万物，不择窳与良。虎掌出深谷，鸢头蔽高冈。

春草善杀鱼，野葛挽人肠。各以类自播，敢问孰主张。

水玉名虽佳，神农录之方。其外则皎洁，其中慕坚刚。

奈何蕴毒性，入口有所伤。老兄好服食，似此亦可防。

急难我辈事，感恻成此章。

此外，关于半夏之毒，还有一个有趣的典故。相传，宋代有位判官叫杨立之，他回到楚州时得了喉痛，痛得寝食难安，遍请名医诊治，病情却毫无起色。恰好这时誉满朝野的太医杨吉老来楚州办事，杨立之的两个儿子听说后，赶快把他请了过来。杨吉老仔细诊察了杨立之很久，对他的儿子说："你们父亲的病非常蹊跷，必须先吃一斤生姜片，才可以用药，否则便无法可治！"说罢便转身离去。杨立之的两个儿子听后十分为难："喉咙已经溃烂、疼痛不止，怎么能吃具有热性的生姜呢？"但也别无他法，只好一试。儿子们为父亲买来生姜服用，杨立之吃了半斤生姜以后，喉咙疼痛、肿胀的症状便奇迹般地减轻了，等到吃够一斤生姜的时候，咳吐脓血的症状已经完全消失了。第二天，杨立之亲自去拜谢杨吉老，以谢其救命之恩，并好奇他是如何将自己的病治好的。杨吉老笑答道："听闻你爱吃鹧鸪肉，而鹧鸪爱吃生半夏。半夏有毒，所以你出现了半夏中毒的症状，而生姜恰能解半夏的毒性，所以仅用生姜就可治愈你的疾患。"

半夏毒性较强，尤其是生半夏，服之会使人产生口舌麻木、喉咙肿痛等症状。关于用生姜来炮制半夏解毒的方法，最早记载于南齐时期的《刘涓子鬼遗方》中，其后传统临床多用生姜来解半夏中毒。因此，服用生姜后，常家的孩子、杨立之半夏中毒的症状便得到了缓解。

三、溯源

关于半夏入药的记载首见于《五十二病方》，处方用名为"治半夏"，将治半夏与牛脂、醋合煮，贴敷治疗下颌痛肿。内服使用治半夏的记载，则首见于《灵枢·邪客》中的半夏秫米汤，原文为："取其清五升，煮之，炊以苇薪火，沸置秫米一升，治半夏五合，徐炊，令竭为一升半。"主治阴阳不交之"目不瞑"，因半夏具有调和阴阳、治疗失眠之效。《神农本草经》言半夏"味辛，平，主伤寒寒热，心下坚，下气，喉咽肿痛，头眩胸胀，咳逆肠鸣，止汗"，将其归为下品。张仲景在《金匮玉函经·方药炮制》中记载："凡半夏不㕮咀，以汤洗数十度，令水清滑尽，洗不熟有毒也。"书中明确指出半夏若炮制不当则会有毒，并较早地提出了"汤洗"半夏的减毒之法。除《刘涓子鬼遗方》外，同一时期的《本草经集注》也记载了半夏炮制及配伍生姜的去毒之法："用之皆汤洗十许过，令滑尽，不尔戟人咽喉。方中有半夏，必须生姜者，亦以制其毒故也。"书中同时指出半夏"以肉白者为佳，不厌陈久"。《药性论》谓："半夏，消痰涎，开胃健脾，止呕吐，去胸中痰满，下肺气，主咳。新生者摩涂痈肿不消，能除瘿瘤气。"《圣济总录》中则记载了矾制半夏之法：其一以"白矾水浸七日焙干"，其二以"白矾水煮，焙"。《本草蒙筌》言其："味辛、微苦，气平，生寒熟温。沉而降，阴中阳也。有毒。山谷川泽，处处有之。苗起一茎，茎端三叶。"《本草征要》提到半夏"三禁"："古人谓半夏有三禁，谓血家、渴家、汗家也。若无脾湿，且有肺燥，误服半夏，悔不可追，责在司命，谨诸戒诸。"《本草备要》言："半夏，燥湿痰，润肾燥，宣通阴阳。辛温有毒，体滑性燥，能走能散，能燥能润。"书中提出半夏通过化痰宣通，达到"辛以润燥"的治疗目的。用生石灰制半夏的炮制方法，最早见于《本草纲目拾遗》中的"仙半夏"一条。仙半夏的炮制有十余道工序，历时近四十天，先后加入石灰、白矾、皮硝、甘草、薄荷、丁香等共17味辅料。半夏与行气药合制的仙半夏，俾利气顺痰下，经过反复浸泡，性质较纯，适用于体虚患者。《本草易读》言："（半夏）辛，温，有毒。入足阳明胃、手阳明、太阴、少阴诸经。降胃止呕，祛痰除湿。解伤寒之寒热，消心胸之结满。咳逆头眩之疾，痈肿咽痛之。胎前勿用。"书中强调了半夏的毒性，为孕妇慎用药。

半夏可内服和外用，内服用以燥湿化痰、降气止呕、消痞散结，外用可消肿止痛，内服宜制过用，外用宜用生品。半夏的使用范围广泛，不仅可用于痰证、多种呕吐证，亦可用于治疗失眠、心脑血管疾病等。

四、辨析

（一）主要炮制品

生半夏：取原药材，除去杂质，洗净，干燥。用时捣碎。一般不作内服，多外用于疮痈肿毒；内服可治湿痰咳嗽。

清半夏：取净半夏，大小分开，用8%白矾溶液浸泡至内无干心，口尝微有麻舌感，取出，洗净，切厚片后干燥。每100 kg净半夏，用白矾20 kg，加水250 L。清半夏长于化痰，功用以燥湿化痰为主。

姜半夏：取净半夏，大小分开，用水浸泡至内无干心，取出；另取生姜切片煎汤，加白矾与半夏共煮至透心，取出，晾至半干，切薄片后干燥。每100 kg净半夏，用生姜25 kg和白矾12.5 kg。姜半夏降逆止呕作用较生半夏有所增强，尤宜于治疗痰饮呕吐，胃脘痞满。

法半夏：取净半夏，大小分开，用水浸透至内无干心。另取甘草适量，加水煎煮两次，合并煎液，倒入适量生石灰配制的石灰液中搅匀，加入上述已浸透的半夏，浸泡。每日搅拌1～2次，并保持浸液pH值在12以上，至剖面黄色均匀，口尝微有麻舌感时，取出洗净，阴干或烘干。每100 kg净半夏，用甘草15 kg和生石灰10 kg。法半夏偏于祛寒痰，同时具有调和脾胃的作用，多用于痰多咳嗽，胃脘痞闷，亦多用于中药成方制剂中。

（二）主要鉴定

生半夏：呈类球形，有的稍偏斜，直径1～1.5 cm。表面白色或浅黄色，顶端有凹陷的茎痕，周围密布麻点状根痕；下面钝圆，较光滑。质坚实，断面洁白，富粉性。气微，味辛辣、麻舌而刺喉。

清半夏：呈椭圆形、类圆形或不规则的片。切面淡灰色至灰白色，可见灰白色点状或短线状维管束迹，有的残留栓皮处下方显淡紫红色斑纹。质脆，易折断，断面略呈角质样。气微，味微涩、微有麻舌感。

姜半夏：呈片状、不规则颗粒状或类球形。表面棕色至棕褐色。质硬脆，断面淡黄棕色，常具角质样光泽。气微香，味淡、微有麻舌感，嚼之略粘牙。

法半夏：呈类球形或破碎成不规则颗粒状。表面淡黄白色、黄色或棕黄色。质较松脆或硬脆，断面黄色或淡黄色；颗粒者质稍硬脆。气微，味淡略甘、微有麻舌感。

五、运用

（一）临床用药

药性： 辛，温；有毒。趋向沉降。归脾、胃、肺经。

功效： 燥湿化痰、降逆止呕、消痞散结；外用消肿止痛。

临床应用：

燥湿化痰、温化寒痰，善治湿痰、寒痰证。本品味辛性温，能燥化湿浊痰饮，并有止咳作用，为燥湿化痰、温化寒痰之要药。可治疗多种痰证，如《伤寒杂病论》中半夏常与细辛、干姜同用，治疗痰饮内停、流溢之证。

调中化湿和胃，善治各类呕吐。本品入脾、胃经，既能燥化中焦痰湿，助脾胃运化，又有良好的止呕作用。因其性温燥，善除痰湿饮浊，故对治疗痰饮或胃寒所致的胃气上逆之呕吐尤宜。如《金匮要略》小半夏汤，半夏与生姜同用，治疗痰饮呕吐。酌情配伍亦可用于胃热、胃阴虚、胃气虚导致的呕吐。在现代临床中，本品制成注射液，用于治疗各种呕吐。

辛开散结、化痰消痞，治疗痰热互结，痰气交阻之胸痹、结胸、心下痞、梅核气等症。本品常配伍干姜、黄连、黄芩等，治痰热阻滞、心下痞满，如《伤寒论》半夏泻心汤；配伍瓜蒌、黄连，治痰热结胸，如小陷胸汤；配伍紫苏叶、厚朴、茯苓等，治气郁痰凝之梅核气，咽中如有物阻，吐之不出，咽之不下，如《金匮要略》半夏厚朴汤。

内服可化痰散结，亦可外用消肿止痛，治疗痈疽肿毒，瘰疬痰核，毒蛇咬伤。常与海藻、香附、青皮等同用，治瘿瘤痰核；《肘后备急方》单用本品研末，鸡子白调敷，治痈疽发背或乳疮初起；亦可用生品研末调敷或鲜品捣敷，治毒蛇咬伤。

特点：半夏性温燥，主归脾、胃、肺经。脾为生痰之源，肺为贮痰之器，故其善治脏腑湿痰、寒痰，凡痰多清稀者尤为适宜，临床上对于痰热互结或风痰所致诸证亦可随证配伍应用。其趋向主降，可降逆止呕，呕吐证常用之。但因其性温燥，故阴虚、热痰、燥痰者应慎用。

（二）中药毒性

1. 主要毒性成分

半夏使用剂量过大或生品内服易引起中毒。生半夏中毒反应在服药后30分钟至2小时内出现，主要表现为口苦、舌麻、头晕头痛、恶心呕吐、水样腹泻、心悸、乏力等，严重时可出现呼吸困难甚至呼吸中枢麻痹而死亡。

半夏的毒性成分主要包括半夏毒针晶和半夏凝集素蛋白。半夏毒针晶主要由草酸钙、少量蛋白质和微量多糖组成。草酸钙针晶因质地坚硬细长而直接对黏膜细胞产生刺激，导致黏膜细胞发生损坏。黏膜细胞在被破坏后产生大量的炎症物质，导致刺激性疼痛反应。草酸钙针晶被认为是生半夏产生刺激性不良反应的主要成分。而半夏中含有的半夏凝集素蛋白被认为是其导致炎症作用的主要蛋白。半夏凝集素蛋白的结构为空间结构，属于亲水性蛋白、植物性的凝集素，在人体内可与红细胞发生凝集作用。凝集素蛋白在进入机体后会导致中性粒细胞发生迁移，并诱导巨噬细胞形态发生改变，最终导致细胞的损伤甚至死亡。除了半夏毒针晶和半夏凝集素蛋白，半夏中的溶血磷脂酰胆碱也可以引起不同程度的组织变性、炎症反应和神经元髓鞘脱失。半夏中含有的尿黑酸为刺激性物质，对消化道黏膜等有刺激作用，误食后轻则口舌麻木，重则发生呼吸困难等症状。

半夏具有一定的肝毒性，其毒性作用机制可能与磷脂酰肌醇蛋白聚糖途径、蛋白聚糖辛聚糖介导的信号转导、胰岛素途径等通路有关。半夏还具有明显的心脏毒性，其机制可能与升高血清中 CK、CK-MB、LDH 含量，阻断 mTOR 信号通路，或增加 5-HT 含量来激活 TGF-β1 信号通路有关。在肾毒性方面，半夏可引起肾小管上皮细胞水肿变性、肾脏实质内散在的淋巴细胞灶性浸润。

半夏的毒性成分难溶于水，虽不能用蒸、漂制破坏，但可被白矾、甘草、石灰水破坏而解除毒性。故生品半夏应经过水漂、白矾煮透等加工炮制，降低毒性后方可入药内服。

2. 中毒案例

【案例一】

患者，男，20 岁，军人。在某次野外训练中，患者自食"野菜"数颗，半小时后感到口舌麻木肿痛，流涎，不能发声，呼吸困难，上腹痛，急来某医院就诊。经医师辨认，其所食"野菜"为中药半夏，初步诊断患者为生半夏中毒。立即给予患者吸氧，并静脉注射地塞米松 10 mg 和尼可刹米 0.375 g，以及静脉滴注 10% 葡萄糖 500 mL、维生素 C 3 g 等治疗以加快毒物排泄。1 小时后患者上述症状明显缓解，观察 2 小时未再出现其他症状，身体逐渐恢复正常。随访 2 周，患者未见异常。

【案例二】

患儿，男，3 岁。患儿误食数枚生半夏后出现口中流涎、呕吐、呼吸困难、面色青紫，中度昏迷，呈急性重病容。患儿口腔、咽部黏膜肿胀，心率 130 次 / 分，心音弱，律齐，四肢末梢略紫发凉。经某院诊断患儿为急性生半夏中毒。医师立即用 1：2000 高锰酸钾溶液洗胃、甘露醇导泻、鼻饲生姜汁以制患儿半夏之毒，并进蛋清、面糊以保护胃黏膜，吸氧，补液以加速排泄，静脉注射阿托品，观察瞳孔、流涎及两肺啰音情况，根据情况调整阿托品用量，并给予呼吸兴奋剂、肾上腺皮质激素、抗生素及利尿剂等。抢救 12 小时后，患儿意识逐渐转清，口腔分泌物恢复正常，呼吸困难改善，瞳孔正常，两肺水泡音消失，但仍有声音嘶哑及腹痛。继续治疗 2 天，患儿痊愈出院。

六、变通

（一）张仲景治疗痰饮内停、痞证、结胸、梅核气

在张仲景所著《伤寒杂病论》中，应用半夏的方剂颇多，比较有代表性的方剂包括以下几个。一为小青龙汤，治伤寒表不解，心下有水气，干呕发热而咳，或渴，或利，或噎，或小便不利，少腹满，或喘者；二为半夏泻心汤，治疗心下满而不痛之痞证；三为小陷胸汤，治心下按之疼痛，脉浮滑之小结胸病；四为半夏厚朴汤，治疗妇人咽中如有炙脔。

半夏泻心汤、小陷胸汤、半夏厚朴汤均以半夏为主要药物，有燥湿化痰之功。其中半夏泻心汤、小陷胸汤均与痰热、湿热困阻中焦有关，故用半夏配伍黄连以清热燥湿化痰，同时二者合用还可奏辛开苦降、斡旋中焦气机之功。半夏厚朴汤治疗痰气互阻之梅核气，用半夏化痰开结的同时，配伍宽胸理气之苏叶、降气化痰之厚朴、健脾祛湿之茯苓，宣降同施，开痰气之结。小青龙汤治疗外寒内饮之证，用半夏燥湿化痰，和胃降逆，配伍干姜、细辛温肺化饮，恐素有痰饮，脾肺本虚，纯用辛温发散耗伤肺气，故而佐以五味子敛肺止咳，四药合用共奏化痰蠲饮之效。

（二）张志远治疗中风呕吐

张志远，国医大师，山东省名老中医，山东中医药大学教授，享受国务院政府特殊津贴专家，被授予"全国中医药杰出贡献奖"称号。张教授幼承庭训，读经书、习医术，悬壶鲁北，享誉一方。著有《中医源流与著名人物考》《医林人物故事》《张志远临证七十年精华录》等，辑有《张志远医论探骊》。

张教授临床治疗呕吐善用半夏，认为半夏有降逆止呕、燥湿化痰之功，临床应用以降气、祛痰、疗咳、抑制呕吐为主。张教授在治疗胃气上冲、恶心、干呕、食不下行，或高血压"血菀于上"之头痛、呕吐时，常用半夏配伍生姜、橘红、赭石、大黄（极少量），利用半夏的下气镇冲之效，见效很快。张教授认为半夏是处理卒中证之圣品，可用大量至 30 g。

（三）李今庸治疗失眠

李今庸教授，当代著名中医学家，全国著名中医泰斗，《黄帝内经》学科研究的著名专家。

李教授指出，半夏用于治疗失眠的经验，在我国已有数千年历史。早在战国时期的《黄帝内经》中就已记载了运用半夏治疗失眠证的方法。后世历代医家也常以半夏治疗失眠证，如瓜蒌薤白半夏汤、半夏茯苓汤、温胆汤等。这些方剂虽均为复方而非半夏单味，但诸方中的共同药物是半夏，其所主治是失眠证或兼有失眠症状的其他病证。

李教授认为，半夏生于夏季之半，阳极之时，感一阴之气而生，有化痰蠲饮、去邪降逆之功用，故能导盛阳之气以交于阴分，邪去经通，阴阳和得，而失眠之证愈也。在李教授的医案中，水饮内结，阻遏卫阳，阳不交阴而失眠者，可选用二陈汤合苓桂术甘汤以温阳祛饮安眠；痰浊内阻，肝魂不藏而失眠者，可选用黄连温胆汤以清化痰浊安眠。

（四）仝小林治疗糖尿病

仝小林教授，中医内科学家，中国科学院院士，中国中医科学院首席研究员，国家中医医疗救治专家组组长。仝教授长期从事糖尿病及糖尿病并发症的临床、科研与教学工作，其主持制定的《经方临床用量策略专家共识》成为全球中医使用经方和国家经典名方开发折算剂量的重要依据，为方药量效学科建立奠定基础。

仝教授认为，现代人多过食膏粱厚味，使中焦气机壅满，胃纳太过、脾运不及，痰浊堆积则化热，正如《素问·奇病论》所云：“夫五味入口，藏于胃，脾为之行其精气，津液在脾，故令人口甘也，此肥美之所发也……肥者令人内热，甘者令人中满。”仝教授认为，此类人为阳土之人，常表现为中心性肥胖，胸闷痞满，心烦口苦，口干喜冷饮，大便干，小便黄，舌质多红，苔多黄腻，脉象滑数等。在糖尿病的治疗上，仝教授指出，临床上糖尿病及代谢综合征患者，常见体型肥胖、腹部肥大，同时伴有口干渴、大便干，舌苔黄厚腐腻，舌底红，脉沉滑数，可见此病多为膏浊内生，日久聚而化热所致，可辨证为痰热内结。仝教授多治以辛开苦降，消膏降浊之法。半夏味辛，辛者散也，因此仝教授常以清半夏清热化痰，配合黄连苦以制甜、苦以泄热，瓜蒌既助半夏化痰、亦助黄连清热，三药组合即为《伤寒论》之小陷胸汤，可作为治疗痰热内结证的基本方。如患者痰热较重，半夏可用至30 g，黄连可用至45 g，再配合山楂、红曲消膏降浊，当归、蜈蚣活血通络，随证加减常获良效。

（五）李平治疗恶性肿瘤

李平教授，安徽省立医院中医科主任，安徽省中医药学会学术部副主任。李教授擅长肿瘤病如肺癌、食管癌、胃癌、大肠癌、乳腺癌及骨转移癌的中西医结合综合治疗和常见老年病的中医治疗。

李教授认为，肿瘤形成的根本原因是元气化生异常，内生瘤毒。瘤毒之性隐缓、猛烈，暗耗正气，瘤毒又易于传变、扩散，常随气血或络脉旁窜他处，易致痰瘀凝滞，津液代谢失常，水湿停聚。痰、瘀、毒胶结，终致肿瘤产生。寒痰滞于体内，易阻遏气机，损伤肺阳、脾阳，日久则损及肾阳，治疗当以温化、扶阳为主。李教授最常用制附子、姜半夏作为药对治疗寒痰所致恶性肿瘤。半夏燥湿化痰，消痞散结，为治湿痰之要药，能转化患者体内有形、无形之痰湿；附子为温阳、散阴寒之要药，能通行十二经脉。二者配伍，以增强温化寒痰、湿痰之力，温化分消寒、痰、湿、瘀诸邪，一举而四得。

李教授针对患者五脏虚损差异，总结出温阳常用制附子、肉桂、鹿角霜、干姜加减，化痰常用姜半夏、大贝母、瓜蒌皮加减的用药经验。现代研究显示，半夏中的蛋白、多糖、生物碱等成分抗肿瘤作用显著，能诱导肿瘤细胞凋亡，可用于治疗肿瘤。李教授运用制附子、姜半夏的药量多为10 g；若患者寒气重，可酌情加大制附子用量。半夏与附子的配伍在中药"十八反"虽属中药配伍禁忌，但现代研究显示，联合运用附子、半夏治疗恶性肿瘤时，未见患者心、肝、肾及血液毒性。

（六）王庆国治疗心下痞

王庆国教授，北京市著名中医，两项国家重点基础研究发展计划（973 计划）项目首席科学家。王教授师承著名中医专家刘渡舟，擅长治疗消化系统疾病及风湿类疾病。

"心下痞"一名最早见于《伤寒杂病论》。"心下"即胃脘部，故现代也称此证为"胃痞"。王教授认为，本病主要病机为脾不升清、胃不降浊，脾胃气机升降失司，枢机不利，治疗宜调节脾胃之气机升降，恢复其升清降浊之职则痞满自消。王教授在一病案中记载，他曾诊治一名患者，其胃脘部胀满不舒，自述如压石头、呃逆不出，兼有大便解不净之表现，脉弦滑，舌暗红苔白腻。患者之症属中医脾胃病范畴之"心下痞"，王教授辨证其为气滞痰浊阻滞之证，选用半夏泻心汤加减治疗，效如桴鼓。王教授认为本方乃"脾胃病症通用方"，只要"心下痞满"主症明确，病机恰当，便可放心使用，临床疗效卓著。方中半夏、干姜性味辛甘，能升能散，是以"辛甘以升地气"；黄芩、黄连性味苦寒，能降能泻，是以"大苦以降天气"。王教授认为，本方以黄芩、黄连与半夏、干姜配对，辛开苦降以消中痞，寒温并用以平寒热，共奏"辛开苦降甘调"之法，以寒温并用、消补同施，而达到畅达气机、消除痞满的目的。

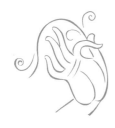

第四讲　刮骨疗伤 ⑤ 川乌

　　川乌为毛茛科植物乌头的干燥母根。乌头于6月下旬至8月上旬采挖，除去子根、须根及泥沙，晒干，捣碎生用或经蒸煮法炮制后用。本品主产于我国四川、云南、陕西等地。

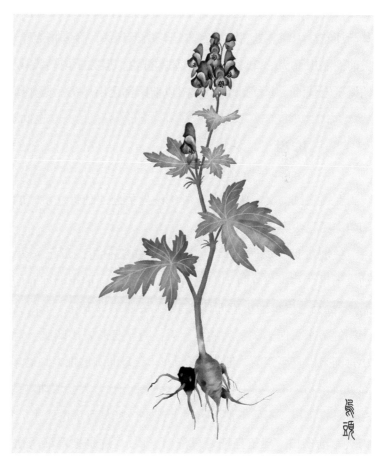

图5　乌头植物图

川乌最早以"乌头"之名载于《神农本草经》，属下品，有大毒。川乌虽有大毒，却是治疗风寒湿痹之要药，具有极佳的散寒、止痛之效，常用于治疗痹证、寒疝等。本品亦可外用以麻醉镇痛，一直为古今医家所推崇。

一、释名

川乌因其产地与形状而得名。陶弘景谓其："春时茎初生有脑，形似乌鸟之头，故谓乌头。"《本草崇原》记载："各处皆有，以川中出者入药，故医家谓之川乌。"川乌头与草乌头，在明代以前多统称为"乌头"。在《本草纲目》中有将两者进行区分的记载："乌头有两种，出彰明者即附子之母，今人谓之川乌头是也；其产江左、山南等处者，乃《本经》所列乌头，今人谓之草乌头者是也。"此说与目前商品川乌头、草乌头的来源基本符合。但关于川乌头栽培的记载则更早一些，始见于宋代的《本草图经》，故宋以前所称之川乌头，似亦属野生之乌头。

二、传说

在《三国演义》中，有一段华佗为关公"刮骨疗毒"的故事流传甚广，此毒即为中药乌头之毒。

关羽攻打樊城时不幸右臂中箭，箭头有毒，毒已入骨，右臂青肿，不能运动。于是，关平与众将士商议请关羽暂时返回荆州调理养伤。关羽听说此事后大怒，说道："岂可因小疮而误大事。"关羽不肯退兵，疮口又愈发严重，急得众将士四处访求名医为关羽治病。一天，有一身着方巾阔服、臂挽青囊之人从江东驾小舟而来，直至寨前。他告诉众人："我是沛国谯郡人，姓华，名佗，字元化。因闻关将军乃天下英雄，今中毒箭，特来医治。"关公臂痛难耐，担心扰乱军心，正在与马良下棋，听属下汇报有医者到来，赶紧召华佗入帐。华佗请关羽褪下衣袍，为其诊治伤口。华佗仔细查过疮口，说："这是被弩箭所伤，箭头浸染有乌头之毒，此毒直透入骨。如果不及早医治，这条手臂怕是要废掉。"关羽问："该如何治疗？"华佗回答："我自有治法，但恐怕您会感到疼痛难忍。"关羽笑着说道："我视死如归，有什么可怕的？"华佗说："我需要在一个安静的地方立一根标杆，上面钉一个大铁环。再请将军您把手臂穿过铁环中，用绳子系好固定，然后我会用尖刀割开皮肉，一直深入到骨头，刮去骨头上的箭毒，用药敷上后再用线缝合伤口，这样就可以了。但恐怕将军您会害怕。"关羽笑着说："这样简单的事，容易！哪里用得着标杆铁环？"又命令属下摆下酒席款待华佗。关羽喝了几杯酒之后，一边仍然和马良下棋，一边伸出手臂让华佗动手术。华佗手持尖刀，让一名小兵捧一个大盆放在关羽的臂下接血。华佗说："我现在就要动手了，将军不要惊慌。"关羽说："任凭你医治，我难道会像世间那些庸俗的人一样怕痛吗？"于是华佗下刀，割开皮肉，一直深入到骨头，看到骨头已经发青了。看见华佗用刀刮骨的人，都吓得脸色大变，而关羽却喝酒吃肉、谈笑自若地下棋，完全看不出痛苦的表情。不一会儿，关羽的血就流满了盆子。等华佗刮尽了毒，敷上药，用线缝合了伤口，关羽大笑着站起身来，对众将领说："我这条手臂现在伸展自如，跟原来一样，一点也不痛了。先生真是神医啊！"

古人常以乌头作为箭毒涂在箭头上射人猎兽，中箭即倒。小小箭头上的乌头之毒，就能让关公整个右臂青肿甚至失用，可见其毒性之大也。两种乌头中，川乌头多为栽培而生，草乌头则多为野生，后者之毒更甚于前者。

三、溯源

《神农本草经》首载乌头，将其列为下品："味辛，温。主中风、恶风洗洗，出汗，除寒湿痹，咳逆上气，破积聚、寒热。"书中指出乌头有祛寒湿痹痛的作用，并提及其毒性："其汁，煎之，名射罔，杀禽兽。"后世学者多在此基础上增加部分功效，同时着重突出其温经、止痛作用，亦强调其毒性尤其是生品毒性之大，多应炮制后入药。《本经逢原》记载乌头："辛热有毒。入祛风药。"《本草崇原》言："乌头，气味辛温，有毒。"《得配本草》言："川乌头……辛，热。有大毒。除寒湿，行经散风，助阳退阴。"《本草害利》比较了川乌炮制前后的毒性：

"制川乌，性稍缓于附子。生川乌，毒紧功烈。"《本草述钩元》言："非若川乌附子人所栽种加以酿制杀其毒性之比。自非风顽急疾。不可轻投。"《中国药典》指出：川乌一般炮制后用，生品内服宜慎，孕妇禁用，不宜与半夏、瓜蒌、瓜蒌子、瓜蒌皮、天花粉、川贝母、浙贝母、平贝母、伊贝母、湖北贝母、白蔹、白及同用。

四、辨析

（一）主要炮制品

生川乌：取原药材，除去杂质，用时捣碎。生川乌有大毒，内服宜慎，多外用于风冷牙痛，疥癣，痈肿。用醋渍后洗患处治疗痈肿（《外台秘要》）。

制川乌：取净川乌，大小个分开，用水浸泡至内无干心，取出，加水煮沸4～6小时（或蒸6～8小时）至取个大及实心者切开，内无白心、口尝微有麻舌感时，取出，晾至六成干，切片，干燥。川乌炮制后可降低毒性，可供内服。

（二）主要鉴定

川乌呈不规则的圆锥形，稍弯曲，顶端常有残茎，中部多向一侧膨大，长2～7.5 cm，直径1.2～2.5 cm。表面灰棕色或棕褐色，皱缩，有小瘤状侧根及摘离附子后的痕迹。质坚实，断面类白色或浅灰黄色，可见多角形的环纹（形成层）。气微，味辛辣、麻舌。

一般药材以个匀、肥大、无须根、坚实无空心者为佳，饮片以厚薄均匀、粉质洁白者为佳。

五、运用

（一）临床用药

药性： 辛、苦，热；有大毒。趋向升浮。归心、肝、肾、脾经。

功效： 祛风除湿，温经止痛。

临床应用：

治风寒湿痹，拘急疼痛。川乌味辛苦而性热，辛散苦燥而温通，为治疗风寒湿痹之佳品，尤其善治寒邪偏盛之痛痹。可配麻黄、芍药、甘草等，治疗寒湿侵袭，历节疼痛，不可屈伸，如《金匮要略》乌头汤。

治心腹冷痛，寒疝疼痛。本品辛散温通，具有显著的散寒止痛之功。可与附子、蜀椒等散寒止痛药配伍，治疗寒凝心脉所致心痛彻背、背痛彻心，如《金匮要略》乌头赤石脂丸；也可单用本品浓煎加蜂蜜服，治疗寒疝腹痛，即《金匮要略》大乌头煎。

有效止痛，用来治跌打损伤、骨折瘀肿疼痛。古方中常以本品作为麻醉止痛药。本品外用能温经活血、助阳退阴而又消肿溃坚，治疗寒湿痛疽。

特点：川乌辛热燥烈，药性雄悍，既可散在表之风邪，又通逐在里之寒湿；可温通经络而止痛，为治疗寒湿痹证日久、关节疼痛不可屈伸、中风手足不仁之要药；能温煦脏腑、温里散寒止痛，故也为治疗阴寒内盛之心腹冷痛、寒疝疼痛之常用药。

（二）中药毒性

1. 主要毒性成分

川乌具有较强毒性，临床多因用量过大、炮制不当或服用生品而中毒。川乌中的主要有效成分是二萜类生物碱，其含量占总重的 7%～10%，具有显著的药理活性。同时，二萜类生物碱也是其毒性成分，尤其是二萜类双酯型生物碱毒性最强，如乌头碱、中乌头碱、次乌头碱。成人口服乌头碱 0.12 mg 即可中毒，3～5 mg 即可致死。人服乌头碱后最快仅 10 秒即可出现中毒反应，多数在 10 分钟至 2 小时内出现中毒反应，其中毒症状以神经、循环、消化系统为主。中毒轻者出现口舌、全身发麻、胸闷、恶心呕吐；中、重度者可出现神志不清、肢体痉挛、呼吸困难、二便失禁等；严重时可因心脏或呼吸衰竭而亡。研究表明，川乌在炮制工艺中，加水、加热处理（包括干热法、湿热法）都能促进其有毒物质发生水解反应，以达到降低毒性的目的。故临床用川乌炮制品多采用浸、泡、漂、蒸、煮法炮制。

2. 中毒案例

【案例一】

张某，女，50岁。患者因腰腿痛于某医院就诊，经某医师辨证后开具中药处方3剂，其中包含有毒中药（生川乌、生草乌）。在诊疗过程中，医师和药剂师都详细交代患者此中药方剂有毒，仅作外用。患者回家后于下午2时许不慎误服该中药（含生川乌20 g，生草乌40 g），约30分钟后自觉颜面、四肢麻木，腹痛、恶心欲呕，家属认为可能与误服中药有关，立即送医。某院根据该患者病史及症状，考虑为乌头碱中毒，立即给予洗胃、导泻、利尿、吸氧、补液等对症支持治疗。其间患者多次出现血压下降、四肢抽搐、神志不清，病情危重，经过给予盐酸利多卡因注射液、盐酸胺碘酮片等药物抢救多次后方转危为安。患者在ICU观察2天后病情痊愈，复查肝肾功能、心肌酶及心电图等各项指标均正常后出院。

【案例二】

某男，30岁。某日晚10时许，患者为治疗脚骨刺口服自制浸泡的药酒（药方含生川乌、生草乌各10 g，浸泡于500 mL的50度白酒中）约30 mL，服后自感身体麻木、嗜睡，但未加以注意。次日凌晨3时许，患者自觉呼吸困难、胸闷严重，遂前往某院救治。由于送医时间延误，经抢救无效，患者于当日5时死亡。剩余药酒及死者心血、胃内容物毒物检测结果显示，均含有乌头碱成分。

以上两例皆为误服过量的生川乌、生草乌出现的急性中毒情况，若中毒后未能及时救治，很容易导致死亡，可见此类药物尤其是生品药毒性之大。川乌为临床常用的治疗风寒湿痹之品，但由于其大毒之性，必须严格遵医嘱使用，临床用药须炮制、久煎才可使用，不可私自购置药品或配制药酒服用，以免因药物炮制不当或使用不当引起中毒反应。

六、变通

川乌为乌头母根，有大毒，生品多外用，如内服须用遵循严格炮制工序的炮制品，在使用时须确保精准的用量控制及使用特殊的煎煮方法。因其祛风除湿、温经止痛功效突出，自古便被众多医家奉为除痹止痛佳品。

（一）张仲景治疗痛痹、寒疝

张仲景之乌头汤出自《金匮要略》，共见于两处。一处见于《金匮要略·中风历节病脉证并治》中，用于治疗寒湿滞留筋节，痹阻经脉，阻遏气血，筋节疼痛，不可屈伸之症，原文曰："病历节不可屈伸，疼痛，乌头汤主之。"一处见于《金匮要略·腹满寒疝宿食病脉证治》中，用治寒疝腹痛之症。两处均以疼痛为主症，可见该方定痛之能。方中川乌，辛、苦、大热，其性善走，温通经脉，逐阴破寒，除湿定痛，开通关腠，搜筋骨之风寒湿而为君药。方中麻黄与川乌相配，辛散温通，逐寒湿，止痹痛；黄芪，味甘，性微温，益气固卫为佐药，助川乌温经散寒；芍药，养血柔肝，缓急止痛为佐药；乌头汤中芍药未分赤、白芍，一般而言，缓急舒筋宜用白芍，活血通络宜用赤芍；甘草，味甘性平，甘缓益气，调和诸药，解川乌之毒为使药，白芍配甘草，缓急止痛；蜜水再煎，制川乌毒，甘缓止痛亦为使药。诸药相伍，以逐寒湿而通达阳气，解筋节之痛而使屈伸得复。此方亦为后世治疗寒湿痹证常用之方。

张仲景在《伤寒杂病论》中对乌头一类有毒中药运用了多种减毒防毒方法，亦给后人提供了诸多借鉴思路。一是重视配伍，对于乌头，常配伍白蜜、甘草等，既能减轻毒性，又能卫护中气；二是炮制减毒，对于乌头、附子，均当"炮"；三是煎煮减毒，如乌头汤中，先将川乌饮片压碎，再"以蜜二升炙，煎取一升，即出乌头"，再将其余药麻黄、芍药等，纳入蜜煎（乌头蜜）中。

（二）朱良春治疗风湿性关节炎

朱良春教授认为，风湿性关节炎属于中医"痹证"范畴。此病西医大多采用抗炎、止痛等对症疗法，或应用大剂量激素取效于一时，但病情多有反复，不易痊愈。其症常见：畏寒怯冷，疼痛游走不定，每遇寒冷则疼痛加剧，两腿可见红斑结节。朱教授认为，此病证属风寒湿痹，治宜温经通络。朱教授常以川乌配淫羊藿（仙灵脾）、徐长卿、当归、桂枝治疗。他认为川乌温经定痛之力量较强，寒邪重者用生川乌，寒邪较轻而体弱者用制川乌。对于寒湿痹重证，朱教授则取生川乌、草乌同用之。用时务必保证煎服法合规矩。在用量上，朱教授一般从小剂量（3～5 g）开始，逐步加至 10～15 g；在配伍上，可与甘草、蜂蜜、防风等同用，既不妨碍其镇痛的作用，又有解毒之功。研究表明，川乌对白细胞趋化、组织水肿、毛细血管通透性增高、炎性渗出均有抑制作用，可用于治疗风湿性疾病等慢性炎症性病变。

除内服外，川乌外用亦有镇痛作用。朱教授自拟方"止痛搽剂"如下：生川乌、生草乌、生南星、生半夏各 30 g，用 300 mL 的 50% 乙醇浸泡 7 日，以棉花蘸搽患处，每日 2～3 次，对痹证疼痛及各种神经痛均有明显的缓解作用。研究表明，川乌中多种乌头碱类生物碱外用时能麻痹周围神经末梢，又有中枢镇痛作用，可麻醉和镇痛，现已广泛应用于临床。

（三）姜春华治疗产后风湿痛

姜春华教授，著名中医学家，中医藏象及治则的现代科学奠基人，肝病专家。他主张"辨病与辨证相结合"，曾提出"截断扭转"的独创性临床治疗观点。他不仅撷取中医、西医之长，而且善于吸取中医历代各家学说精华，方药联系实际，看病读书结合，为中医和中西医结合事业作出了可贵的贡献。

姜教授认为，产后风湿痛多见产后关节酸痛、两肩痛甚、腰酸膝软、肢端麻木，雨天痛更剧。此病由于产后气血已虚，肝肾不足，风寒湿三气乘虚而入，留着不去，以致周身关节疼痛、腰酸膝软、肢端麻木。证属本虚标实，治宜补益肝肾、养阴除痹，以扶正为主佐以祛邪。药用川乌配伍细辛、羌活、独活以祛风湿，配伍生地、白芍复阴血且防川乌等温燥伤阴。《外台秘要》中记载，川乌有六大作用："除寒一也；去心下坚痞二也；温养脏腑三也；治诸风四也；破聚滞气五也；止感寒腹痛六也。"在川乌这六大作用中，尤以温经散寒、祛痹止痛之功为最著，张寿颐誉其"善入经络，确是妙药"。

研究发现，川乌总碱配伍白芍总苷或白芍多糖后，能够有效降低免疫球蛋白和促炎性因子含量，明显增强镇痛、抗炎效果，川乌配伍白芍又可改变皮肤和肝脏中的药酶活性，发挥"增效减毒"的作用。

（四）沈桂祥治疗腱鞘炎

沈桂祥教授，江苏省著名中医，师承名中医孙砚孚先生。沈教授从医几十载，擅治内科、妇科疾病，兼行针术，主持编写《中医辨治经验集萃》《古医籍各家证治抉微》《中医药研究与临床论文集》等。

中医认为，腱鞘炎属"伤筋"范畴，多由于局部劳作过度，积劳伤筋，或受寒凉、气血凝滞、气血不能濡养经筋而发病，症见尺骨远端茎突肿大疼痛，好发于家庭妇女及长期从事腕部操作以至劳损者。沈教授认为治疗腱鞘炎当祛风散寒、胜湿止痛，佐以清热，方用桂枝芍药知母汤加减。桂枝芍药知母汤本为风寒湿痹见化热征象者而设，沈教授在此基础上加川乌、草乌，二药协力，加强了原方辛温祛风、散寒止痛、胜湿蠲痹之力。

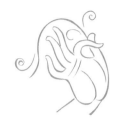

第五讲　火神功臣 ⑥ 附子

　　附子为毛茛科植物乌头子根的加工品。附子于 6 月下旬至 8 月上旬采挖，除去母根、须根及泥沙，习称"泥附子"，炮制后入药。附子的炮制品包括盐附子、黑顺片、白附片等。本品主产于我国四川、湖南、湖北等地。

　　附子药用已有数千年历史，《神农本草经》最早记载了附子及其功效，将其列为下品。附子具有回阳救逆、补火助阳、散寒止痛等功效，被历代医家视为补火要药。同时，附子为乌头侧根，为有毒之品。自古附子在使用时便有着诸多禁忌，使用不当可使人中毒，甚至死亡。

　　（附子植物图见第四讲。）

一、释名

　　附子与乌头来自于同一基源植物，乌头为主根，附子为其侧根。李时珍云："初种为乌头，象乌之头也。附乌头而生者为附子，如子附母也。"意为附子附乌头而旁生，如子附母，故名附子。

二、传说

　　张景岳在《景岳全书》中提到："以人参、附子、熟地、大黄为药中四维，更推人参、地黄为良相，大黄、附子为良将。"可见附子在中药里的重要地位。附子虽有"起死回生"之效，却也有一定毒性，尤其是未经加工炮制的附子，毒性较大。

据《汉书》记载，孝宣许皇后即是因附子中毒去世。许皇后本名许平君，是汉武帝时期昌邑王的侍卫许广汉的女儿。许广汉因不慎触犯宫规被贬去掖庭，在掖庭结识了落魄的刘询，并将许平君嫁与他。汉昭帝死后，刘询成为帝位继承人，许平君也因此成为皇后。许皇后在被册立为皇后的第二年再次受孕，福祸相依，朝廷权臣霍光的夫人霍显本就对许皇后不满，这次皇后有孕更让霍显觉得有机可乘。宫廷女御医淳于衍专门侍奉怀有身孕的许皇后，淳于衍的丈夫不满自己地位低下，便让淳于衍巴结霍显，霍显也需要淳于衍帮自己除去许皇后。于是二人达成了协议，以霍光给淳于衍丈夫提职为条件，让淳于衍在许皇后的药中下毒。淳于衍回宫时将附子捣成碎末带入宫中，在给许皇后喂药时，偷偷把附子粉末掺入汤药里让许皇后服下。许皇后服药后感到头痛，继而胸中烦懑，不久便中毒而亡。

三、溯源

附子始载于《神农本草经》，被列为下品："附子味辛，温。主风寒咳逆，邪气，温中，金疮，破癥坚积聚，血瘕，寒湿，踒躄，拘挛膝痛，不能行步。"书中指出附子具有温中、祛风寒湿之功。《本草经集注》云："（附子）味辛、甘，温、大热，有大毒。主治风寒咳逆，邪气，温中，金疮，破癥坚积聚，血瘕。寒湿，拘挛，膝痛，不能行走。治脚痛冷弱，腰脊风寒，心腹冷痛，霍乱转筋，下痢赤白，坚肌骨，强阴。又堕胎，为百药长。"唐代《新修本草》在关于附子的记载中基本沿循了《本草经集注》的内容，另外还提到了制约附子毒性的方法："俗方动用附子，皆须甘草，或人参、干姜相配者，正以制其毒故也。"元代《汤液本草》从气味之阴阳介绍了附子，认为附子"味辛大热，为阳中之阳，故行而不止，非若干姜止而不行也"，并且对附子炮制品的使用有了更严格的要求："至于川乌、附子须炮，以制毒也。"明代《本草纲目》对生、熟附子的功效进行了补充："附子生用则发散，熟用则峻补。生用者，须如阴制之法，去皮脐入药。熟用者，以水浸过，炮令发拆，去皮脐，乘热切片再炒，令内外俱黄，去火毒入药。"《景岳全书》言，附子能"除表里沉寒，厥逆寒噤，温中强阴，暖五脏，回阳气……大能引火归原，制服虚热，善助参芪成功"。《本草备要》言其可"补肾命火，逐风寒湿"。《本草求真》言："附子专入命门，味辛大热，纯阳有毒，其性走而不守，通行十二经，无所不至，为补先天命门真火第一要剂。凡一切沉寒痼冷之症，用此无不奏效。"可见至清代人们对附子功效的认识已日臻全面，并开始强调其温阳、补命门火之功。《中国药典》载附子："辛、甘，大热；有毒。"将其用量规定为 3～15 g，并提示应先煎、久煎，孕妇慎用，不宜与半夏、瓜蒌、瓜蒌子、瓜蒌皮、天花粉、川贝母、浙贝母、平贝母、伊贝母、湖北贝母、白蔹、白及同用。

四、辨析

（一）主要炮制品

盐附子：选择个大、均匀的泥附子，洗净，浸入胆巴的水溶液中过夜，再加食盐，继续浸泡，每日取出晒晾，并逐渐延长晒晾时间，直至附子表面出现大量结晶盐粒（盐霜）、体质变硬为止。

黑顺片：取泥附子，按大小分别洗净，浸入胆巴的水溶液中数日，连同浸液煮至透心，捞出，水漂，纵切成厚约 0.5 cm 的片，再用水浸漂，用调色液使附片染成浓茶色，取出，蒸至出现油面、光泽后，烘至半干，再晒干或继续烘干。

白附片：选择大小均匀的泥附子，洗净，浸入胆巴的水溶液中数日，连同浸液煮至透心，捞出，剥去外皮，纵切成厚约 0.3 cm 的片，用水浸漂，取出，蒸透，晒干。

（二）主要鉴定

盐附子：呈圆锥形，长 4～7 cm，直径 3～5 cm。表面灰黑色，有盐霜。周围有突起的支根或其痕。顶端凹陷为芽痕。质重而坚硬，夏季易潮解变软，难折断。断面灰棕色，中央略浅，形成层呈弯曲的多角形，并可见食盐结晶。气微，味咸而麻，刺舌。

黑顺片：呈不规则的纵切片，上宽下窄，周边略翘起，长 1.7～5 cm，宽 0.9～3 cm，厚 2～4 mm。表面褐黑色，切开面黄棕色，略透明，可见纵向脉纹（导管）。质硬而脆，断面角质样。气微弱，味淡。

白附片：呈不规则的纵切片，无外皮，黄白色，半透明。气微弱，味淡。

一般附子生品以个大、肥壮、质坚实、粉性足、残茎及须根少者为佳；盐附子以根大、饱满、灰黑色、表面光滑者为佳；黑顺片以片匀、棕黄色、有光泽者为佳；白附片以片匀、黄白色、半透明者为佳。

五、运用

（一）临床用药

药性：辛、甘，大热；有毒。趋向升浮。归心、肾、脾经。

功效：回阳救逆，补火助阳，散寒止痛。

临床应用：

回阳救逆，治疗亡阳证。本品秉性纯阳，可助心阳以复脉，补命门之火以救逆，为"回阳救逆第一品药"，常与干姜同用，如《伤寒论》四逆汤；对于亡阳兼气虚欲绝者，可配伍大补元气之人参。

补火助阳，治疗阳虚内寒诸证。本品通行十二经，上助心阳、中温脾阳、下补肾阳，有峻补元阳之效。对于全身内外上下之阳气亏虚均有治疗作用，可治疗阳虚水泛，如《伤寒论》真武汤；可治疗肾阳虚所致虚劳腰痛、消渴、小便不利、转胞等，如《金匮要略》肾气丸；对其他部位之阳气亏虚，酌情配伍，亦有良效。

散寒止痛，温经通络，治疗寒湿痹症及寒凝疼痛证。本品气雄性悍，走而不守，可温通经络，风寒湿痹、周身关节疼痛均可用之，尤善治寒痹痛剧者。如《伤寒论》附子汤治疗少阴病，身体痛，手足寒，骨节痛；《金匮要略》桂枝芍药知母汤、白术附子汤、桂枝附子汤等治疗寒湿痹痛。

特点： 附子辛甘大热，走而不守，通行十二经。上助心阳以通脉，中温脾阳以散寒，下补肾阳以益火。本品既为治亡阳证之要药，又善治肾、脾、心阳虚诸证。本品性温燥走窜，亦为散阴寒、祛风湿、止疼痛之佳品。

（二）中药毒性

1. 主要毒性成分

附子的毒性主要源于其中的二萜类双酯型生物碱，如乌头碱、新乌头碱、次乌头碱等。其对人体的影响主要体现为神经和心脏毒性，突出表现为不同形式的心律失常。

乌头类生物碱中毒可引起心血管系统损伤，严重者可引起多系统器官受损。乌头类生物碱对心肌的毒性作用机制主要有两点，一是兴奋迷走神经的间接毒性作用，二是对心肌和传导系统的直接毒性作用。乌头类生物碱对迷走神经有强烈的兴奋作用，对中枢神经及末梢神经系统有先兴奋后麻痹的作用。成人服用乌头碱 0.2 mg 即可导致中毒，致死量为 3～4 mg。

乌头类生物碱在热环境下很不稳定，在干热及酸、碱水溶液中加热易被破坏。因此，炮制附子可采用加热、加酸加热法或化学方法以减少这类生物碱，使毒性降低。

2. 中毒案例

【案例一】

患者，男，37 岁。患者患有慢性胃炎 10 年，常有上腹胀痛、纳差、腹痛、腹泻、畏寒等症，喜热饮。患者近半年来间断性服用附子理中丸加减方（附子 15 g，人参 10 g，白术 10 g，炮姜 10 g，砂仁 10 g，白蔻仁 10 g，生甘草 10 g），方中附子每次先煎 1 小时后再与它药同煎 1 小时服用，其间偶有口唇发麻等症，数分钟后自行缓解。此次患者自行将附子加到 30 g，未先煎，与它药同煎 1 小时后取汁 100 mL，服完 10 分钟后自觉口麻，无其他不适。不到 1 小时后，患者再次复煎前药，取汁约 150 mL，服完约 10 分钟后口唇发麻加重，并出现头晕、腹痛、腹泻、恶心、呕吐等症。患者自用 5% 葡萄糖 500 mL、参麦注射液 40 mL、0.9% 生理盐水 500 mL 和盐酸消旋山莨菪碱（654-2）注射液 10 mg 静脉滴注治疗，自觉口唇发麻、腹痛症状减轻，仍有头晕、恶心、呕吐、腹泻的症状，腹泻约 10 次、总量约 2000 mL。某日，患者因突然昏迷入某医院。体格检查示：体温 35 ℃，脉率 62 次 / 分钟，呼吸频率 22 次 / 分，血压 80/50 mmHg，处于昏迷状，四肢厥冷，大、小便失禁。患者的心电图检查及头颅 CT 检查均无异常，血生化化验示肝肾功能正常，电解质示血钾 2.17 mmol/L，血钠 102 mmol/L、血氯 86.7 mmol/L。经诊后，某医紧急为患者采取补液、补钾，纠正电解质，降颅压等治疗。12 小时后患者苏醒，继续治疗 2 天后诸症消失，复查其电解质正常，随访 1 个月无特殊不适。

【案例二】

患者，女，青年。某医见其：腰膝酸软，乏力，纳差，脘腹胀痛，便溏，面白，舌淡，苔白微腻，舌边少量瘀点，脉沉细。某医辨证其为脾肾阳虚、气滞血瘀之证，给予温补脾肾、行气祛瘀之中药汤剂，命其口服。处方为：熟附子 24 g（包、先煎），磁石 30 g（包、先煎），茯苓 18 g，生甘草 9 g，杜仲 15 g，续断 15 g，怀牛膝 15 g，熟地 24 g，补骨脂 9 g，吴茱萸 3 g，肉豆蔻 6 g，五味子 6 g，当归 9 g，川芎 9 g，白芍 18 g，神曲 12 g，黄连 3 g，枳壳 9 g，延胡索 15 g，香附 12 g。医生嘱其将熟附子与磁石先煎、急火熬开锅后再慢火煎煮 40 分钟，然后纳入其余药物同煎，急火熬开后再慢火煎煮 20 分钟，二煎急火熬开后慢火煎煮 20 分钟，两遍煎煮药液混合后分 2 次早晚分服。服药期间忌食生冷、油腻、辛辣、忌酒。患者为求方便，在院外药店买药，首次服药后当晚腹痛减轻，但觉舌尖微麻，余无明显不适，次日清晨自觉头晕、乏力、舌尖微麻，再次服药 20 分钟后自觉舌麻加重，伴有流涎、乏力、软瘫、心悸、呼吸困难。某医考虑其可能为附子中毒，遂赶往患者家中急救，约 20 分钟后赶到。患者体格检查：神志清、精神萎靡、言语流利，面白，口角流涎，心跳缓，心音低钝心律不齐，呼吸微弱，血压未能测出，脉搏微弱，脉率不齐。某医遂紧急给予患者尼可刹米 0.375 g，阿托品 0.5 mg，静脉推注；盐酸肾上腺素 1 mg，肌内注射；10% 葡萄糖注射液 500 mL，维生素 C 3.0 g，肌苷 0.6 g，辅酶 A 100 U，三磷酸腺苷

40 mg，10% 氯化钾 15 mL，静脉滴注，同时赶往医院。10 余分钟后患者入院，意识清醒，呼吸困难、乏力减轻。入院后某医为患者给予温清水洗胃、持续低流量吸氧等治疗，并静脉滴注利多卡因 100 mg，还原型谷胱甘肽 1.8 g，复方甘草酸苷 60 mL，胰岛素 8 U。约 1 小时后患者病情缓解，无舌麻、流涎及呼吸困难，乏力减轻，偶觉心悸。其心电图、血常规、尿常规、肝功能、肾功能、血糖、血清离子水平等检查均未见异常。下午 4 时许，患者自觉恢复正常，生命体征平稳，并于次日恢复工作。后请药师查其所购药品疑非熟附子。

附子性大热，有毒，其毒性大小可因其产地区域、采收加工方法、是否炮制、煎煮时间等有较大差异，凡是影响附子内乌头碱类生物碱含量的因素均可影响其毒性。附子与生甘草同煎可使乌头碱类生物碱溶出显著减少，故附子中毒可用生甘草解毒。《现代中药大辞典》规定，附子煎汤用量 3～9 g，回阳救逆可用至 18～30 g。上述案例一中，患者服用附子中毒是因附子剂量过大、煎煮时间过短，且增加附子剂量而未增加生甘草剂量导致。患者因附子中毒而产生频繁呕吐、腹泻，使得电解质紊乱，最终导致昏迷。案例二中，患者为院外所购药品，经药师查看后发现药品疑为川乌，非正品附子或炮制不当，加之未按要求煎煮，且服药初期产生舌麻不适亦未停药，故致附子中毒。因此使用附子时务必严格掌握剂量、煎煮时间及药物配伍。

六、变通

附子为乌头侧根，有大毒，需要经过严格的炮制过桯、精准的用量控制及特殊的煎煮方法才可使用。其补火助阳之力尤甚，自古至今一直作为补火助阳要药为众多医家所使用，后世学者须反复斟酌，才可察其精妙之处。

（一）张仲景治疗亡阳证及阳虚证

在张仲景所著的《伤寒杂病论》中，涉及附子之方多达 40 余首、条文 70 余条。张仲景对附子的运用十分巧妙，主要在救阳和温阳两个方面。在强心及治疗全身功能衰竭的虚脱证上，如四逆汤、茯苓四逆汤、四逆加人参汤、通脉汤加猪胆汁汤、干姜附子汤等方证，患者可见大汗、大吐、大下、手足厥冷、烦躁、脉微欲绝等症状。中医认为，这些症状为亡阳证的表现，即现代医学中的休克。张仲景常用生附子回阳救逆固脱，以治疗亡阳证，轻者一枚，重者用大者一枚。附子在温阳法中的运用相对广泛，包括温阳制水、温补肾阳、温里散寒、温阳止痛等。如仲景用芍药甘草附子汤治疗"发汗病不解，反恶寒者，虚故也"；桂枝附子汤治"风湿、身体疼烦、不能自转侧"；桂枝芍药知母汤治"诸肢节疼痛……脚肿如脱"；甘草附子汤治"风湿相搏，骨节疼烦，掣痛不可屈伸"；肾气丸治"虚劳腰痛、少腹拘急、小便不利者"；崔氏八味丸治"脚气上入，少腹不仁"。

与此同时，对于附子毒性的抑制方面，《伤寒论》中亦多有记载。张仲景通过配伍、煎煮、炮制等不同处理方法减轻附子毒性，以减少不良反应的发生。一是配伍甘草、生姜、芍药等减低毒性；二是使用炮制法抑制毒性，如在桂枝加附子汤中，用附子三枚，然后进行"炮，去皮，破八片"的处理，即用火进行炮制，去皮、破碎；三是用煎煮法抑制毒性，如在附子泻心汤中，要求"别煮取汁"，即"分煎"，再如甘草泻心汤要求用一斗水煮出六升药汁，然后去掉药渣，再熬煮剩三升，即"去渣浓缩"。

（二）吴佩衡治疗乳痈

吴佩衡，云南四大名医之一，火神派重要传承人之一。吴先生得学于郑钦安火神派学术思想，多注重扶人之阳气，善用附子，长于使用经方。其主要著作有《中医病理学》《伤寒论条解》《伤寒与瘟疫之分辨》等。

乳痈是因乳房红肿疼痛、乳汁排出不畅，以致结脓成痈的急性化脓性病症，多发于产后哺乳的妇女。现代医学之急性化脓性乳腺炎属于乳痈范畴。吴佩衡先生对乳痈的治疗有独特的见解：乳痈之证，动辄言火，其实不尽如此。产后气血俱虚，感受风寒外邪，致使经脉受阻，气血凝滞，症见发热恶寒、乳房红肿灼热而硬、乳汁不通、痛彻腋下，脉沉细而紧，舌质淡而含青，苔白厚腻。治疗乳痈不可用清热苦寒之剂，伤正而益邪，遂致乳痈加剧。法当扶正祛邪，温经散寒，活络通乳。方用麻黄附子细辛汤加减。麻黄附子细辛汤中附子大辛大热、温补阳气，助麻黄鼓邪外出，配伍细辛协附子助阳散寒。若寒邪失于宣散，郁闭阻滞经脉血络，迁延未愈，血气耗伤，正气内虚，无力抗邪外出。此即所谓养痈而遗患也，法当温通里阳，排脓消肿，散绪通乳。方用白通汤加减。白通汤中姜、附之辛，可散阴寒，温中土之阳。

吴佩衡先生之所以在治疗乳痈时选用附子，是因为他非常重视附子温补心肾的重要作用。他认为，抓住人体生命活动的关键也就抓住了生命的主要矛盾。附子扶阳祛寒，乳痈宜温而不宜补，温则气血流通，补则寒湿易滞。

现代药理研究认为，附子可增加下丘脑促肾上腺皮质激素释放激素的含量，促进肾上腺皮质激素分泌，通过下调机体免疫细胞分泌细胞因子的水平来抗炎。

（三）章次公治疗温热病

章次公先生，著名医学家，师事孟河名医丁甘仁及经方大家曹颖甫，又问学于国学大师章太炎。章先生临诊主张运用中医之四诊、八纲、辨证论治，兼采现代科学诊断手段。其用药博采众方、兼收并蓄，注重实效，对本草学深有研究，曾编有《药物学》《中国医学史话》等著作。

温热病多为感受热邪导致，常法多以清热泻火治之，但章次公先生独辟蹊径，应用温热的附子来治疗此病。章先生认为，温热病用附子并非治疗之常法，而是权变之法："体弱之人，而病极严重之温邪，缠绵时日，正气更伤"，"夫正气旺盛则生，衰竭则死"，"此时医者当权衡其轻重缓急，不可墨守成规"，"在此惊涛骇浪之中，只有扶持正气最为紧要"。

章次公先生认为，对温热病诊治务必辨证明确，要点在于辨神色和脉象。如见患者面容黄晦、脉搏细数，或面黄神萎、两脉糊数、神气萧然，又或两脉沉细不鼓指、两脉不整调，脉微欲绝、面容黯淡，在治疗时必须着力扶正强心，保护阳气顾护阴液。他用在治疗本病时常以附子配生地黄，一因津液干涸，二因心脏衰弱。若专用附子强心，则其津液益干涸；若专滋津液，则心脏衰弱少疗效。两全之法即以附子与生地黄同用，强心滋液，双管齐下，心脏既得维持，津液亦不至于涸矣。方可用全真一气汤，改熟地黄为鲜生地黄；还可将全真一气汤与紫雪丹并用，一则育阴扶正，二则慧神祛邪，颇具新意。这不得不让人佩服章次公先生辨证之准确，投药之胆识，配伍之巧妙，效果之优良。

（四）蒲辅周治疗肾炎

蒲辅周，现代中医学家，精于内、妇、儿科，尤擅治热病。蒲辅周先生将伤寒、温病学说熔于一炉，经方、时方合宜而施，曾以其医术挽救甚多温病及传染病患者，对若干内、妇科疑难杂症，亦颇有治验。其治病主张灵活辨证，反对泥古不化。其著作有《蒲辅周医案》《蒲辅周医疗经验》《流行性乙型脑炎》《中医对几种妇女病的治疗法》《中医对几种传染病的辨证论治》等。

肾炎是西医病名，多指肾小球肾炎，属中医的"水肿""血尿"范畴。本病后期多属虚证、寒证。蒲辅周先生对脉沉细紧或沉细弦，舌淡苔白，腰背恶寒，四肢不温的急性肾炎患者，常以附子配伍麻黄、细辛或用麻黄附子甘草汤治疗，取附子温肾散寒之效。肾炎晚期的患者肾功能衰退、元气不支，出现腹胀便秘、口苦酸臭、尿少而黄等症，周先生每投温脾汤（附子、大黄、芒硝、当归、干姜、人参、甘草）以和胃降浊，起到温通寒积的作用。对于肾炎晚期肾功能衰退，病势急剧恶化者，周先生常以熟附子配伍人参、醋制龟板，急救肾中将绝之阴阳并强心气。

"温而不燥"是蒲辅周先生自始至终恪守之制方基本准则。盖附子究系纯阳辛温之品，补火扶阳固有余，损阴尤当慎。否则，水涸阴竭火无所附，势成燎原。

（五）张志远治疗中暑性休克

国医大师张志远教授临床善用附子。中医的不传之秘在于药物的使用剂量，张老常将经方加减或创立新方，突出附子使用剂量来治疗多种疑难杂症。

在《中医病证诊断疗效标准》中，中暑之阳暑、暑厥的诊断标准为："多发于夏暑季节，症见发热面红、头晕头痛、心烦胸闷、全身疲软、懒言思睡，舌红脉数，初发汗多口渴，继则高热汗闭，肌肤灼热，甚至嗜睡谵语、神昏痉厥等。"该病的发病原因主要是在高温环境下暴露时间过长，属于严重的热病，不仅死亡率高，并发症和后遗症也很多，一旦发生休克，十分凶险。中医对中暑所导致的休克常用白虎加人参汤或其他敛阴止汗、益气的方剂来治疗。张教授临床治疗中暑性休克常根据患者的具体表现，辨证灵活用药，常采用大剂量的附子配伍肉桂与其他敛汗养阴生津的药物治疗。

张教授曾有一案例：患者男性，工人。高温中暑、大汗淋漓、精神低迷、四肢厥冷，脉沉细欲绝。在医院急救过程中，患者家属要求兼服中药。张教授参考前辈经验，给予附子45 g（先煎90分钟），肉桂10 g，生甘草10 g，人参15 g，五味子15 g，山茱萸15 g，浮小麦60 g。水煎，4小时服1次，分4次饮用。2剂后患者汗止复苏，减量后又服3剂，患者转安。本案例患者属于中暑阴竭阳亡证，故不忌中暑是由于阳热之邪所致，用药中突出附子的用量以回阳救逆。以附子45 g为君药，达到常规最大剂量的3倍；人参自古以来即被誉为拯救虚脱之第一要药，与附子配伍组成参附汤，大补元气、复脉固脱；肉桂引火归元；山茱萸、五味子酸收敛汗；浮小麦止汗安神养心；甘草调和诸药又可缓和附子毒性。诸药配伍严谨、量大力专，故奏效迅速。

附子有大毒，张教授在临床应用时总结了三种去除其毒性的方法：一是久煎，附子量超过30 g要先煎2小时以上；若超过60 g，煎煮的时间还要增加1小时，以口尝无麻辣感为度。二是用附子量三分之一的蜂蜜与附子同煮，利用蜂蜜吸附作用破坏乌头碱，降低毒性，同时有清燥、增加润养的作用。三是用附子量二分之一的甘草与附子同煮，以破坏乌头碱，降低毒性。另外，张教授也指出，去除附子毒性不能采用在水中长时间泡制之法，水中泡制虽可去除附子的毒性，但也会影响和降低其有效成分。

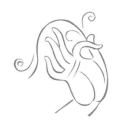

第六讲　止咳平喘·苦杏仁

　　苦杏仁为蔷薇科植物山杏、西伯利亚杏、东北杏或杏的干燥成熟种子。夏季采收杏的成熟果实，除去果肉及核壳，取出种子，晒干。本品主产于华北、东北、西北等地区。

　　苦杏仁最早记载于《神农本草经》，称为"杏核仁"，属下品。其能降气止咳平喘、润肠通便，用于治疗咳嗽气喘、

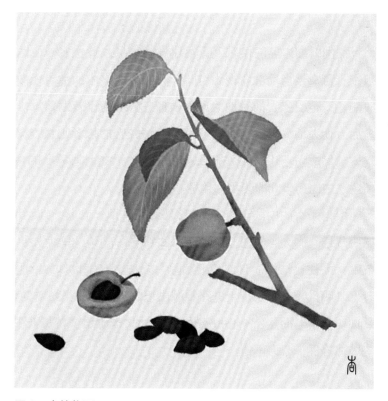

图6　杏植物图

胸满痰多、血虚津枯、肠燥便秘，临床使用深受古今医家推崇。历代本草典籍对苦杏仁的毒性主要记载为"有毒"或"有小毒"，现代临床使用苦杏仁多炮制、打碎后入煎剂，生品入煎剂须后下。

一、释名

"杏"为象形字，《本草纲目》云："杏字篆文象子在木枝之形。"杏入药用种子，味道苦，故名苦杏仁，《神农本草经》称"杏核仁"，《本草经集注》记为"杏仁"，《伤寒论》载为"杏子"，《名医别录》记为"杏核"。至清代始有"苦杏仁"之名。

二、传说

三国时期，吴国侯官（今福建省闽侯县）曾住着一位医术高明的医师，名叫董奉。董奉被当地群众视为有"起死回生"之术，活人无数。董奉替穷人诊病不收酬礼，更引起人们对他的无限敬仰。人们为了答谢董奉，凡是重病患者经他治愈后，便在他家附近栽杏树五株；病情较轻的患者则栽杏树一株。数年以后，这地方蔚然成为一片杏林，郁郁葱葱。从此，"杏林春暖"的赞颂流传至今，"杏林"便成了中医药事业的美称和象征。

取自于杏的中药苦杏仁，《珍珠囊药性赋》言其："除肺热，治上焦风燥，利胸膈气逆，润大肠气秘。"《随息居饮食谱》言其"润肺生津"，辨证选用，对咳嗽气喘、大便秘结等症有"药到病除"之功。有传说认为，服食杏仁有益，可抗老延寿。明代翰林学士辛士逊在青城山道院中，梦见皇姑对他说："可服食杏仁，会使你聪明，老而健壮，心力不倦。"此后，辛士逊坚持每天服食 7 枚杏仁，果然至老肢体轻健，心力不倦。

三、溯源

《神农本草经》最早收载苦杏仁，名"杏核仁"，将其列为下品，言其："味甘，温。主咳逆上气，雷鸣，喉痹下气，产乳，金创，寒心，贲豚。"书中指出，苦杏仁有止咳降气之功。《名医别录》中补充了苦杏仁的功效："主惊痫心下烦热，风气去来，时行头痛，解肌，消心下急。"提出苦杏仁具有解表散风之功。《名医别录》还强调苦杏仁的毒性："其两仁者杀人，可以毒狗。"《药性论》谓其："治腹痹不通，发汗，主温病。治心下急满痛，除心腹烦闷，疗肺气咳嗽、上气喘嗽。入天门冬煎，润心肺，可和酪作汤，润声气。"对其行滞气、开闭塞以治疗胸腹痹痛的功效进行阐述。《医学启源》言其："除肺燥，治风燥在胸膈。"至明代，《本草纲目》对苦杏仁的功效进行了总结："杏仁能散能降，故解肌、散风、降气、润燥、消积、治伤损药中用之。"又言其"有小毒"。《中国药典》关于苦杏仁毒性的记载是"苦，微温；有小毒"，主要功效为"降气止咳平喘，润肠通便"。

现代临床中，使用杏仁多去皮尖，此炮制方法在《本草经集注》中早已有记载："杏仁、桃仁汤柔挞去皮。"《雷公炮炙论》中有此炮制方法较详细的记载："凡使，须以沸汤浸少时，去皮膜，去尖，擘作两片，用白火石并乌豆、杏仁三件于锅子中，下东流水煮，从巳至午，其杏仁色褐黄，则去尖，然用。"

四、辨析

（一）主要炮制品

苦杏仁：取原药材，除去杂质。用时捣碎。

燀苦杏仁：取净苦杏仁置 10 倍量沸水中略煮，加热约 5 分钟，至种皮微膨起即捞起，放入凉水中浸泡，取出，搓开种皮与种仁，干燥，筛去种皮。用时捣碎。

炒苦杏仁：取燀苦杏仁，置热锅内用文火炒至微黄色，略带焦斑，有香气，取出放凉。用时捣碎。

（二）主要鉴定

苦杏仁呈扁心形，长 1~1.9 cm，宽 0.8~1.5 cm，厚 5~8 mm。表面黄棕色至深棕色，一端尖，另端钝圆，肥厚，左右不对称。尖端一侧有短线形种脐，圆端合点处向上有多数深棕色的脉纹。种皮薄，子叶 2 枚，乳白色，富油性。无臭，味苦。

本品一般以颗粒均匀、饱满、整齐不碎者为佳。

五、运用

（一）临床用药

药性： 苦，微温；有小毒。趋向沉降。归肺、大肠经。

功效： 降气止咳平喘，润肠通便。

临床应用：

止咳平喘，降泻肺气，疏利开通，为治咳喘诸证之要药。苦杏仁功专降泻肺气，兼能宣利肺气，且质润不燥，凡咳嗽喘满，无论新咳久咳、寒热虚实、有无外感，皆可用之。本品可配麻黄、石膏治疗肺热咳喘，如《伤寒论》麻杏甘石汤；配桑叶、菊花治疗太阴温病但咳身不甚热，如《温病条辨》桑菊饮；配桑叶、沙参、贝母治疗燥咳，如《温病条辨》桑杏汤。

润肠通便，常用于肠燥津枯便秘。本品质润多脂，有降气润肠、通利大便之功，为作用平和的润肠通便药。可配麻子仁、桃仁等润肠通便之药治津液不足所致肠燥便秘，如《伤寒论》麻子仁丸、《通俗伤寒论》五仁橘皮汤。

特点： 苦杏仁苦温润降，质润多脂，入肺、大肠经，其性趋于沉降。《本草便读》云其："功专降气，气降则痰消嗽止。能润大肠，故大肠气闭者可用之。"故本品上能降肺气，疏利开通，破壅降逆而止咳平喘，为治咳喘证之要药；下能降气润肠而通利大便，用于肠燥津枯之便秘。

（二）中药毒性

1. 主要毒性成分

苦杏仁含有苦杏仁苷、蛋白酶水解产物及脂肪油等成分。其中毒机理主要是苦杏仁中的苦杏仁苷酶能使苦杏仁苷水解成野樱苷，野樱苷被野樱苷酶水解产生杏仁腈，杏仁腈性质不稳定，遇热易分解生成氢氰酸和苯甲醛（有典型的杏仁香味）。氢氰酸有止咳的作用，但也能引起中毒。过量的氢氰酸易与线粒体中的细胞色素氧化酶的三价铁发生反应，形成细胞色素氧化酶 - 氰复合物，从而使细胞呼吸受到抑制，使组织窒息，导致死亡。氢氰酸还可抑制体内多种酶活性，直接抑制中枢神经系统。

大剂量（儿童 10～20 粒，成人 40～60 粒）口服苦杏仁可产生急性中毒，其主要表现为：首先感到口中有苦涩味，流涎头晕、头痛、恶心、呕吐、腹泻、心悸，四肢软弱无力等；稍重则感胸闷，并有不同程度的呼吸困难；严重者呼吸微弱，意识不清、烦躁不安、瞳孔散大、对光反射消失、血压下降、牙关紧闭、全身发生痉挛、四肢冰冷，呈休克状态，最后因呼吸麻痹、心跳停止而死亡。若每日直接口服苦杏仁 4 g，持续半个月可见其毒性反应，主要表现为消化系统损害，并可引起心电图 T 波改变及房性期前收缩，停药后不良反应可消失。

2. 中毒案例

【案例一】

患者，女，46 岁。某日上午，患者自食"杏仁"（实则为中药苦杏仁）约 100 g，下午 3 时自感乏力、头昏、胸闷、心悸，呕吐 10 余次，均为胃内容物，内混有胆汁，呼吸带有苦杏仁味。家人给予其口服绿豆汤，病情不减，且出现意识模糊、问话不答等表现，急送医院。经某院诊断，患者为急性苦杏仁重度中毒，快速型心房颤动。立即给予其 0.2% 高锰酸钾溶液 10000 mL 洗胃，并予以亚硝酸钠 0.3 g 缓慢静脉推注，去乙酰毛花苷 0.4 mg 稀释后静脉注射，半小时后给予 50% 葡萄糖溶液 60 mL 加硫代硫酸钠 12.5 g 缓慢静脉推注等治疗。病情稳定后，每日给予患者氢化可的松、氯化钾等静脉滴注及其他对症治疗。2 天后，患者中毒症状消失，神志清，治疗后痊愈出院。

【案例二】

患者，女，27岁。某日下午1时许，患者误食苦杏仁100余粒，下午6时许自感全身乏力、头昏、胸闷、心悸、上腹不适，频频呕吐，遂于当地某卫生院就诊。卫生院给予患者口服绿豆水及其他对症治疗。不久后患者症状加重，抽搐，并伴有尿失禁。当晚11时20分，患者急诊入某医院，呼吸中带有苦杏仁味，血压降低，昏迷，面色苍白，口唇发绀，瞳孔对光反射消失，双肺有弥漫性干鸣音，心率120次/分钟，节律不规整，膀胱充盈，心电图显示室性期前收缩频发，二联律。患者入院诊断为急性重症苦杏仁中毒，并于急诊洗胃，予以亚硝酸异戊酯0.4 mL压碎后吸入，吸氧，留置导尿，并予以硫代硫酸钠、利多卡因、多巴胺、地塞米松、氯化钾等进行治疗。翌日5时许患者神志转清，拔尿管后可自行排尿，血压心率恢复正常，中毒症状缓解。治疗数日后，患者痊愈出院。

以上两例中毒案例皆为患者误服大量苦杏仁导致的苦杏仁中毒。苦杏仁口服后在胃肠道分解出氢氰酸，故口服毒性大于静脉注射。临床应用苦杏仁必须炮制，燀、蒸、炒等炮制方法均可以实现其杀酶保苷、降低苦杏仁毒性的作用。野生苦杏仁中苦杏仁苷含量更高，切忌食用。

六、变通

苦杏仁须经过严格的炮制及精准的用量控制后方可服用，具有止咳、平喘、祛痰、润肠通便的功效。

（一）吴鞠通治疗湿温证

清代著名温病医家吴鞠通，在《温病条辨》上焦篇第四十三条中提出："头痛恶寒，身重疼痛，舌白不渴，脉弦细而濡，面色淡黄，胸闷不饥，午后身热，状若阴虚，病难速已，名曰湿温。汗之则神昏耳聋，甚则目瞑不欲言，下之则洞泄，润之则病深不解。长夏、深秋、冬日同法，三仁汤主之。"他还提出："惟以三仁汤轻开上焦肺气，盖肺主一身之气，气化则湿亦化也。"三仁汤方用杏仁五钱，飞滑石六钱，白通草二钱，白蔻仁二钱，竹叶二钱，厚朴二钱，生薏仁六钱，半夏五钱。历代方书中多以杏仁、白蔻仁、生薏仁为方中主药。杏仁辛开苦降，开肺气，启上闸，配伍白蔻仁、薏苡仁，数药合用，则辛开肺气于上、甘淡渗湿于下、芳化燥湿于中。《温病条辨》中焦篇第四十一条云："（暑温）蔓延三焦，则邪不在一经一脏矣，故以急清三焦为主。然虽云三焦，以手太阴一经为要领。盖肺主一身之气，气化则暑湿俱化。且肺脏受生于阳明……故肺经之药多兼走阳明，阳明之药多兼走肺也。再肺经通调水道，下达膀胱，肺痹开，则膀胱亦开。是虽以肺为要领，而胃与膀胱皆在治中则三焦俱备矣。"此即吴鞠通强调湿热治肺的重要性。三仁汤方无疑是湿热治肺的代表方，而苦杏仁则是调畅肺气的代表药物。

（二）刘渡舟治疗咳嗽

刘渡舟，北京中医药大学终身教授，《伤寒论》专业国家首批博士生导师，当代著名的中医伤寒大家，中医教育家。刘教授先后担任北京中医学院古典医籍教研室主任，伤寒论教研室主任，《北京中医学院学报》主编及名誉主编，仲景学说专业委员会主任委员等。刘教授行医、执教半个多世纪，上溯岐黄之道，下逮诸家之说，力倡仲景之学，博采众长，学验宏富，形成了鲜明的学术思想和医疗风格，被誉为"伤寒泰斗""经方大家"，日本汉方界更称其为"中国治伤寒第一人"。他强调六经的实质是经络，重视六经病提纲证的作用，著有《伤寒论十四讲》《伤寒论临证指要》《伤寒论辞典》等。刘教授临床辨证善抓主证，并擅长用经方治病，精于呼吸系统疾病的辨证治疗，积累了丰富的临床经验和诊治特色。

咳嗽是指肺失宣降，肺气上逆，发出咳声或咳吐痰液的一种肺系病证。它既是肺系疾病的一个主要症状，又是一种独立的疾患。《本草纲目》记载："杏仁能散能降，故解肌，散风，降气，润燥。"刘教授常使用杏仁治疗多种证型的咳嗽。

刘教授指出若风寒之邪外束肌表，内袭于肺，肺卫失宣，肺气闭郁，不得宣通，则引发咳嗽声重、气急咽痒、咳痰稀薄色白等症，治宜疏风散寒，宣肺止咳，刘教授常用杏苏散加减，方中杏仁、桔梗配伍以宣降肺气。若风热犯肺，肺失清肃，而见咳嗽频剧、气粗或咳声暗哑、咯痰不爽、痰黏稠或稠黄等症，治宜疏风清热，宣肺止咳，刘教授常用桑菊饮加减。若外感风邪入里化热，壅遏于肺，宣降失司发为肺热咳喘，治宜辛凉疏表，清肺平喘，刘教授常用麻杏石甘汤加减，方中杏仁配麻黄，宣中有降。若风燥伤肺，肺失清润，症见干咳作呛、无痰或有少量黏痰、不易咯出，治宜疏风清燥，润肺止咳，刘教授常用桑杏汤加减。若水气上冲凌肺，金寒津凝，使肺之宣降不利，不能通调水道疏利三焦，而出现咳喘、面目浮肿、小便不利等症，治宜温心阳，利肺气，利水平冲，刘教授常用苓桂杏甘汤治之。刘教授运用苦杏仁的丰富经验，值得我们认真学习。

（三）章次公治疗胃病

要论将苦杏仁主要用于镇痛者当首推章次公先生，他治胃痛患者频繁用之，且剂量较大，一般都用 24～30 g，最轻者用 12 g。章氏门人朱良春认为："杏仁用大量，有润胃肠、消食、开滞气之功，能疏利开通、破壅降逆而缓胃痛。"章先生对苦杏仁的功效有独到的见解：杏仁一能降胃气之逆，二其油滑之性能保护胃肠黏膜、弛缓痉挛、润肠通便。故章先生将苦杏仁广泛用于胃、十二指肠溃疡及其出血，慢性胃炎，胃绞痛等病症中。苦杏仁味苦、下气，现代实验证明，苦杏仁苷水解产物可抑制胃蛋白酶的消化作用，对慢性胃炎、胃溃疡具有较好的抑制和治疗作用。同时苦杏仁苷具有一定的镇痛作用，并且不会产生耐药性。然而苦杏仁为有毒之品，多服易致中毒，若用大量煎服，可能出现中毒症状，故宜从小量用起。

（四）舒琦瑾治疗大肠癌

舒琦瑾教授，浙江中医药大学肿瘤研究所副所长，国家中医药管理局重点专科学科带头人。舒教授擅长肺癌、肝癌的微创诊断和治疗，在胃肠道恶性肿瘤、乳癌等常见肿瘤的中西医结合治疗领域积累了丰富的经验。

大肠癌有直肠癌、结肠癌之分，本病属中医肠风、肠覃、脏毒、癥瘕等病症范畴。大肠癌患者无论发病之初还是术后均存在排便习惯或大便性状改变这一问题。舒教授辨其病位在肠，与脾、胃、肺、肝、肾等脏腑功能的失调密不可分。针对大肠癌术后的大便性状改变的问题，舒教授擅长运用"通"法对其进行诊治。他认为凡可通利之法皆属"通"法，根据患者不同症状辨证施治。

舒教授认为，大肠癌术后患者受刀刃之伤，出现便秘，多因正气亏虚，临床中以虚证多见。气虚推动无力，易致糟粕内停；气虚不能运载津液，肠失滋润，蠕动无力。辨病机为气血津液不通，现下运用通法，即益气、生津，"调气以和血，调血以和气，通也"。苦杏仁、火麻仁等果仁类药也常被列入舒教授治疗便秘的药方中，因其含有油脂成分可起到润肠通便作用。若大肠癌患者术后出现腹泻，舒教授认为此证属湿热蕴结证，是由于术后正气愈虚，湿毒、热毒标实仍在，治宜清热、利湿、解毒，方用三仁汤加减。薏苡仁、杏仁、白蔻仁三药合用，使湿热之邪从三焦分消，热去湿除。舒教授常言"肺与大肠相表里"，苦杏仁归肺与大肠经，有降气之效，肺气肃降，促进大肠传导，配伍其他药物，使糟粕下行，湿热自除。

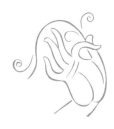

第七讲　顽痹风瘫 ⑧ 蕲蛇

蕲蛇为蝰科动物五步蛇的干燥体。五步蛇多于夏、秋二季捕捉，剖开蛇腹，除去内脏，洗净，用竹片撑开腹部，盘成圆盘状，干燥后拆除竹片即得。本品全国各地均产，大多栖生于海拔 300～800 m 的山谷溪涧附近岩石缝、草丛及树根部的洞穴中。本品主产于我国湖北、江西、浙江等地。

关于蕲蛇药用价值的研究，目前多认为首载于宋代《开宝本草》。明代《本草纲目》对蕲蛇的产地、生活环境、鉴别等内容作出介绍。清代对于蕲蛇毒性认识的已趋于完善。

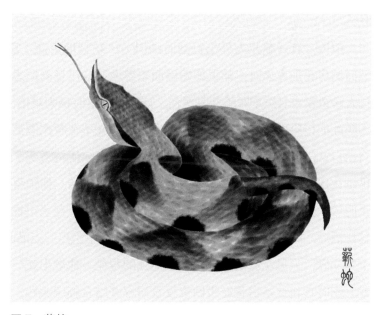

图 7　蕲蛇

本品有毒亦善攻毒，对治疗痹症、惊风、风癣、麻风等病效果颇佳，历代名医名家在治疗疑难杂症时多有使用。

一、释名

本品以湖北蕲春（古时曾称蕲州）产者为道地药材，故名"蕲蛇"，与蕲龟、蕲竹、蕲艾合称为"蕲春四宝"。李时珍在《本草纲目》中记载："花蛇，湖、蜀皆有，今惟以蕲蛇擅名。其蛇龙头虎口，黑质白花，胁有二十四个方胜文，腹有念珠斑，口有四长牙，尾上有一佛指甲，长一二分，肠形如连珠。"

现另有中药"金钱白花蛇"一味，在中药书中多附于蕲蛇之后，此为眼镜蛇科动物银环蛇的干燥幼体，与蕲蛇非同属种。

二、传说

本草书中有关于蕲蛇可治疗麻风病的记载，这与"药圣"李时珍有着密切的联系。

相传，有一蕲州人外出行商时结识一广东某地富商。富商将女儿许配于他，然而洞房花烛夜之时，却见新娘满面愁容地说自己是麻风患者，这位蕲州商人便托人求请家乡名医李时珍帮其医治。麻风病在古时极为难治，李时珍也束手无策，为防此病传染他人，他要求女子隔离居住。女子在蕲州隔离，终日闷闷不乐，常自斟自饮，借酒消愁。蕲州商人见其喜欢饮酒，便特意买了一坛好酒放在住房里供她饮用。数日后，人们发现女子的病情大有好转，便惊喜地将这一情况告诉了李时珍。李时珍听后也颇感惊异，遂向女子询问，女子只说自从饮用了室中放的这坛酒后，就觉得病情大有转机。李时珍从坛里舀出一点酒品尝，觉得有些异味，于是一瞧，只见坛底泡着一条被酒淹死的毒蛇。他取出蛇一看，原来是一条白花蛇。李时珍将这条白花蛇带回家反复研究并结合临床实践，发现这种蛇确有治疗麻风病的功效。

三、溯源

古代早期的药学典籍中对蕲蛇的记载并不多见，最早对本品的记载见于南北朝时期的《雷公炮炙论》，称本品为"白花蛇"。将蕲蛇作为"本草"记载主要集中于明清时期，《本草纲目》中有对蕲蛇的产地、生活环境、鉴别的介绍："花蛇，湖、蜀皆有，今惟以蕲蛇擅名"，"多在石南藤上食其花叶，人以此寻获"，"其蛇龙头虎口，黑质白花，胁有二十四个方胜文，腹有念珠斑，口有四长牙，尾上有一佛指甲"。其中也不乏对其的毒性描述："毒人则毛发竖立，饮于溪涧则泥沙尽沸。"，"然今蕲蛇亦不甚毒，则黔、蜀之蛇虽同有白花，而类性不同"。《本草乘雅半偈》在此基础上补充了蕲蛇的性、味为"甘咸温，有毒"，并且从八卦角度分析了蕲蛇的特征："蛇性窜疾，独居处隐僻，禀随风重巽之体用，风大动静之本性，故身形端直而象甲，尾甲纤行而象乙。"到了清代，医家对蕲蛇毒性有了进一步的认识。《本草分经》言："皮骨尤毒，宜去净。"《得配本草》提到："头尾有大毒，尾有爪甲，去头尾各一尺，酒浸五日，每日换酒，去酒埋于地下一宿，尽去皮骨，炙用。"指出其炮制方法是去头、尾、皮、骨，皆可减缓毒性，与现代炮制方法接近。《中国药典》中规定了蕲蛇临床用量在3～9 g，研末吞服，一次1～1.5 g，一日2～3次，或酒浸、熬膏服用。

四、辨析

（一）主要炮制品

蕲蛇：取原药材，除去头、鳞，切成寸段。

蕲蛇肉：取原药材，去头，加黄酒润透后，除去鳞、骨，切成小段，干燥。

酒蕲蛇：取净蕲蛇，加黄酒拌匀，闷润，待酒被吸尽后，置炒制容器内，用文火加热，炒干，取出，放凉。每100 kg 蕲蛇，用黄酒20 kg。

（二）主要鉴定

本品呈圆盘状，盘径 17～34 cm，体长可达 2 m。头在中间稍向上，呈三角形而扁平，吻端向上翘起，习称"翘鼻头"，口较大，上颚有 1 对管状毒牙，中空尖锐。背部红棕色，两侧各有黑褐色与浅棕色组成的"V"形斑纹 17～25 个，其"V"形的两上端在背中线上相接，形成一系列连贯相接的斜方纹，习称"方胜纹"，有的左右不相接，呈交错排列，腹部撑开或不撑开，灰白色，鳞片较大，有多数类圆形的黑斑，习称"连珠斑"。腹内壁黄白色，脊椎骨的棘突较高，呈刀片状上突，前后椎体下突基本同形，多为弯刀状，向后倾斜，尖端明显超过椎体后隆面。尾部骤细，末端有三角形深灰色的角质鳞片 1 枚，习称"佛指甲"。气腥，味微咸。以头尾齐全、条大、花纹明显、内壁洁净者为佳。

五、运用

（一）临床用药

药性：甘、咸，温；有毒。归肝经。

主要功效：祛风，通络，止痉。

临床应用：

治风湿顽痹，中风半身不遂。本品性善走窜，善祛内外风邪，又能通行经络，尤善治病深日久之风湿顽痹、经络不通、麻木拘挛，以及中风口眼㖞斜、半身不遂，常配伍防风、羌活、当归等，如白花蛇酒。

治小儿急、慢惊风，破伤风。本品入肝，既能祛外风，又能息内风，常配伍息风止痉药。

治麻风，疥癣。本品能外走肌表而祛风止痒，兼以毒攻毒，故为风毒之邪壅于肌肤常用之品，常配伍祛风通络药。

特点：性善走窜，既内走脏腑，又外彻皮肤，周达全身、透骨搜风；既能祛外风，又能息内风，为治疗顽痹风瘫、惊风抽搐之要药。临床中使用本品需注意因血虚生风者不宜使用。

（二）中药毒性

1. 主要毒性成分

中药蕲蛇中含有透明质酸酶、出血毒素、3 种毒蛋白（AaT-Ⅰ、AaT-Ⅱ、AaT-Ⅲ）等化学成分。蕲蛇蛇毒毒液内含有多种影响心脏、血管及血液系统、神经系统功能的有毒成分，包括血循毒素、酸性磷脂酶、蛋白酶、神经毒素等。血循毒素能对机体产生多方面的毒性作用。酸性磷脂酶可抑制血小板聚集。蛋白酶通过破坏血管壁细胞引起血管壁损伤，使血管通透性增加，从而引起红细胞破坏、溶血，导致广泛性出血，这是蛇毒最突出的毒性作用。神经毒素是蛇毒毒液中最毒的成分，它能使动物产生弛缓性麻痹和呼吸衰竭，从而导致死亡。

历代本草书籍中皆认为蕲蛇有毒，其毒性是以活体所分泌的毒液而言。传说被蕲蛇咬后，人走不出五步便会倒地身亡，由此可见其毒性之强。而作为药材用的是蕲蛇的干燥体，古今临床中罕有记载服用中药蕲蛇而中毒的情况，"中毒"主要为被蕲蛇咬伤的案例。但中药蕲蛇中含有的蕲蛇酶等蛋白质成分可引起不良反应，主要为过敏、皮肤瘙痒、出血等，用前需做过敏试验。

2. 不良反应案例

刘某，女，50 岁。患者右侧肘关节疼痛、活动障碍半年，西医诊断为"网球肘"（肱骨外上髁炎），曾用地塞米松加奴夫卡（普鲁卡因）局部封闭 3 次，疼痛未见减轻，遂延诊某医，改为中医治疗。

某医为患者予以祛风除湿、活血通经法治疗。药用羌活、独活、防风、威灵仙、姜黄、汉三七、藏红花、桂枝、芍药、川续断、木瓜、天麻、蕲蛇各 15 g，豹骨 30 g（用代用品），共 2 剂。并嘱患者先用 1 剂，以 50 度白酒浸泡 1 周后，每日以药酒按摩揉搓肘部 1 次。

二诊，患者自诉于第 1 次用药数小时后，局部皮肤出现潮红瘙痒，外用第 2 次后，皮肤出现许多米粒大丘疹及小水疱，瘙痒加重，肘关节上下皮肤高度红肿、灼热胀痛。2 天后患者患处出现葡萄状成片的大水疱，部分水疱破溃有组织液渗出，水疱周围皮肤潮红、有密集小丘疹。某医初步诊断患者为接触性皮炎，遂嘱患者停用药酒，给予抗过敏制剂内服，局部以 1∶5000 高锰酸钾液做冷湿敷。3天后患者皮肤红肿消退，小丘疹消失，水疱缩小结痂，一周脱皮而愈。为排除酒的毒性作用，某医嘱患者以该白酒自服和外搓皮肤数次，无任何反应。遂考虑患者可能对方中蕲蛇过敏，嘱患者将第 2 剂药中蕲蛇挑出，仍用 50 度白酒浸泡，半个月后继续使用，未见不良反应。

该患者外用含蕲蛇的药酒后，局部皮肤出现接触性皮炎，第 2 剂药去掉蕲蛇后，以同样方法应用却未见异常反应，提示该症状可能为蕲蛇过敏反应。某医追问其病史，发现患者对多种药物有过敏史，属于过敏体质。故临床上对于此类过敏体质患者，使用动物药时应谨慎。

六、变通

蕲蛇，可透风搜风、截惊定搐。本品与乌梢蛇功用相近，有毒亦善攻毒。历代名医名家治疗疑难杂症多有使用，效果颇佳，值得后人认真探究。

（一）叶天士治疗麻风

叶天士，清代著名医学家，四大温病学家之一。叶天士尤其擅长治疗时疫和痧痘等证，是中国最早发现丹痧（猩红热）的人。他在温病学上的成就尤其突出，是温病学的奠基人之一。叶天士首创温病"卫、气、营、血"辨证大纲，为温病的辨证论治开辟了新途径，被尊为"温热大师"。

《太平圣惠方》首现"顽麻风"一词，其后《丹溪心法》《景岳全书》等医书均有关于"顽麻风"的记载。明清时开始使用"麻疯""大麻风"等名词。《证治要诀·诸中门》云："其有害大风者，古谓之癞风、俗呼为麻风，病之至恶，无出于此。得此病而眉发髭髯先落。"《医学入门》论述麻风的病因为，一因风毒，二因湿毒，三因传染而得。

叶天士善用虫类药治疗麻风，《叶天士手集秘方》中记载："换肌散，治疠风年深不愈，眉毛脱落，鼻梁崩坏，不逾月取效，如神。"方为白花蛇（薪蛇）、黑花蛇（乌梢蛇）各酒浸一宿，配伍地龙、当归、细辛、白芷、天麻、蔓荆子、荆芥、赤芍、紫参、威灵仙、何首乌、苍术、亚麻子、川芎、草乌等药。上药研为末，每次服五钱，温酒调下，取醉尤妙，病笃者用此。现代医者亦认为用换肌散治疗麻风具有良好的临床疗效。

（二）裘昌林治疗多发性硬化

裘昌林教授，国家级名中医、浙江省国医名师，善于应用中西医结合方法治疗肌肉疾病（重症肌无力）、多发性硬化、头痛（偏头痛）和帕金森病，有较丰富的临床经验，临床疗效显著。

多发性硬化是一种以主要累及中枢神经系统白质脱髓鞘病变为特点的自身免疫性疾病，是神经系统的疑难重病之一。多发性硬化的临床主要表现为肢体无力、麻木、疼痛、行走不稳，甚至瘫痪、视物不清及腰背部束带感等症状。裘教授认为：肢体痿软无力者，属于中医学的"痿证（骨痿，筋痿）"；肢体疼痛者归属"痹证"；偏瘫、肢体活动障碍伴言语不清者归属"风痱""喑痱"；视物不清者归属"视瞻昏渺"；头晕步履不稳归者属"骨繇"等范畴。多发性硬化症状复杂多变，常常不能以单个中医诊断证型涵盖诸多临床症状。

肾元亏虚型多发性硬化病情相对较重，现代医学认为，其病灶在脑干和脊髓，症见腰膝酸软、行走或站立困难、头晕目眩、讲话口齿欠清，或有饮水呛咳、夜尿频多等，舌淡胖、苔白，脉沉。对治此病裘教授常予阴阳并补、搜风和络之法，常用地黄饮子加减，并配伍薪蛇、全蝎、蝉衣等。同时，裘教授特别强调对个性化症状予以分症辨治，以提高临床疗效，如患者有吞咽困难、饮水咳呛、言语不清、躯干或四肢束带感等症时，常选用薪蛇。

裘教授主张运用虫类药要入汤剂，虽然虫类药入汤剂煎煮可能对某些诸如活性蛋白酶类等成分有所破坏，但同时也降低了它们可能带来的不良反应，也使得虫类药不良反应的可控性极大增强。

（三）朱良春治疗荨麻疹

朱良春教授对内科杂病的诊治具有丰富的经验，临床擅长应用虫类药物，并撰有《虫类药的应用》等多部学术著作。

荨麻疹，中医谓之"瘾疹""风丹""痦瘰"，俗称风疹块，为皮肤科常见病、多发病。朱教授认为本病病因虽多，但均与"风"有关，故其治疗当以祛风为首务，首选药物即为蕲蛇。蕲蛇内通外达，透剔搜风之效强。朱教授认为："凡瘾疹瘙痒难除者，非此不除，故有截风要药之称。"朱教授常取此为主药，并加僵蚕以宣散风热、解毒镇痉；加蝉衣以轻浮达表、凉散风热；加炒荆芥、生赤芍以祛风凉营；佐以白鲜皮、地肤子、徐长卿以清热利湿、祛风止痒。诸药相配共奏祛风清热、凉营止痒之功，临床上屡获佳效。

朱教授常外用蕲蛇治疗带状疱疹，创"蕲冰散"用来涂覆患处以解毒祛风止痛。蕲蛇搜风解毒之力较乌梢蛇为胜，故对重症顽疾常选用蕲蛇。

（四）谢海洲治疗痹证

谢海洲出身于中医世家，是北京中医药大学名誉教授，中国中医研究院广安门医院内科资深研究员。谢教授擅治风湿病、脑髓病、血液病等内科疾病。

谢教授认为，风湿类疾病多可归于中医"痹证"范畴，并总结出治疗四要点：祛邪尤重除湿、治疗勿忘外感；散寒每兼温阳、清热酌增养阴；寒热错杂宜通、气血亏虚从补；久病虫类搜剔、顽痹谨守温肾。

痹证病久则入络，谢教授认为，在治疗时除应用散风祛湿通络之法外，宜活血搜剔，需加入血分药，血分药中又以虫类药效果为好。叶天士谓："（病）久则邪正混处其间，草木不能见效，当以虫蚁疏逐。"故谢教授常用蕲蛇、全蝎、蜈蚣、僵蚕、地龙等虫药治疗痹证，以活血搜风、通络止痛。同时谢教授指出，用此类药物要注意剂量和配伍，虫类药多有毒，不能用大剂量，同时应配伍养血滋阴药，如当归、白芍、丹参、麦冬、玄参等，以防其耗血伤阴之弊。大毒治病，衰其大半则已，用之有效时应适可而止，继用养血活血通络之品以巩固之。《谢海洲用药心悟》中有一验方：蕲蛇配伍全蝎、地龙、羌活、独活、防风、威灵仙、当归、川芎，主治诸风顽痹、经脉拘挛、关节不利、肌肉顽麻者，临床用此方治疗痹证多获良效。

（五）沈钦荣治疗腰痹

沈钦荣教授，绍兴市首届名中医，浙江省中医药重点学科骨伤科学科带头人。沈教授擅治骨折伤筋、风湿骨痛、颈椎病、腰椎间盘突出、骨质增生、骨质疏松等症。沈教授研制出灵仙散、药枕方、外洗方等特色外用处方，形成辨证用药、药术兼施、治养并重的诊疗风格。

沈教授认为，腰痹多由风寒湿邪阻滞经络、气血运行不畅所致，据此自拟腰痹方。方中主药选用蕲蛇，以祛风湿、舒筋络。此方用时取适量新鲜生姜汁、大蒜汁将药物粉末调成膏状。临床上如患者症见腰痛、伴左下肢麻痛，甚则行步困难、坐立均痛，辨属肾虚湿瘀阻滞经络，沈教授常以此方调膏，选穴取督脉上的压痛点，配委中、承山、足三里、涌泉等穴，隔天贴敷一次，一周后腰腿痛多可明显缓解。

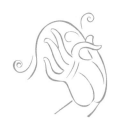

第八讲　镇痉之宝 ⑱ 全蝎

全蝎为钳蝎科动物东亚钳蝎的干燥体。钳蝎于春末至秋初捕捉，除去泥沙，置沸水或沸盐水中，煮至全身僵硬，捞出，置通风处，阴干。本品主产于我国河南、山东、湖北等地。

全蝎是著名的中药材，在《诗经》中就已有关于全蝎的记载，称之为"虿"。但直到唐宋时期，全蝎才正式作为临床用药。全蝎作为中药的记载始于《蜀本草》："蠍，紧小者名蚰蜒。"目前通用的"蝎"字则始见于宋代《开宝本草》，书中记载："蝎出青州，形紧小者良。"

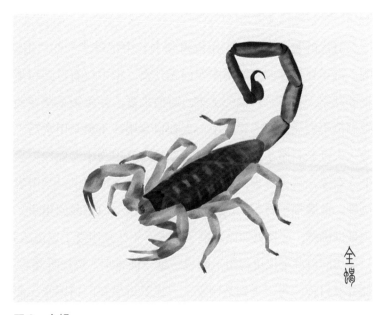

图8　全蝎

现代中药学认为，全蝎具有祛风止痉、通络止痛、攻毒散结的功效，虽为有毒之品，但亦为止痉要药，被称为镇痉之宝，可广泛用于风动抽搐之证，临床应用常获良效。

一、释名

蝎，古名虿（虿）。"虿"，古篆文象蝎子之形。《说文解字》云："毒虫也，象形……虿也。"《本草纲目》曰："今入药有全用者，谓之全蝎；有用尾者，谓之蝎梢，其力尤紧。"

全蝎又名主簿虫、杜伯、虿尾虫等。《酉阳杂俎》载："江南旧无蝎，开元初，常有一主簿，竹筒盛过江，至今江南往往而有，俗呼为主簿虫。"李时珍则引陆玑《毛诗草木鸟兽虫鱼疏》云："虿一名杜伯，幽州人谓之蝎。"他认为"主簿"乃"杜伯"之声讹，"而后人遂傅会其说"。蝎尾擅扬卷，故有尾虫、虿尾虫之名。

二、传说

清代的魏息园在《不用刑审判书》中记载了一件"蝎毒奇案"。某甲为小商贩，常年在外奔波，结婚多年尚无儿女，家中仅有母亲和妻子两人。一日，某甲自外归家，妻子杀鸡犒劳丈夫，时值炎夏，便将饭菜摆在葡萄架下。偏巧那日婆媳俩都吃素斋，鸡肉让某甲一人独自享用。不料某甲食后不久突感腹痛难忍，没等大夫赶来就撒手人寰。经县衙勘验，某甲为中毒而亡，县令怀疑是某甲妻子与他人有染，合谋杀夫，就将她抓至县衙，严刑逼供。某甲妻子熬刑不过，遂招认画押。此案报到省上，巡抚认为疑点重重，原想驳回重审，却遭到师爷反对，认为证据确凿，巡抚就照原判批了下去，不久某甲妻子以谋杀罪被绞死。

坊间对此案议论纷纷，都说这是一桩冤案。巡抚听闻后，担心其中确有冤情，便乔装打扮一番，来到某甲家，只见其母坐在门口哭泣，便问她哭什么。某甲母亲说："我哭我的儿媳妇。县令昏庸无道，暴施严刑，把我的儿媳妇冤枉死了。她是村里最贤惠的媳妇，比亲闺女对我还好，又怎能与人通奸，杀死我儿子呢？我听别人说，巡抚明察秋毫，于是希望他能主持公道。谁知巡抚也是昏庸之辈。明日，我打算找人带我到京城告状，为我儿媳妇洗刷冤情。"听到此处巡抚脸涨得通红，赶紧询问案件发生详情，某甲母亲据实相告。巡抚听后，将县衙中办理此案的人员召集起来，还原案发经过。巡抚意外发现葡萄架上掉下一缕细丝，直接掉入鸡肉，巡抚命人将鸡肉喂狗，狗吃了立即死去。巡抚命人马上拆掉葡萄架，只见架上赫然盘踞了一只大蝎子，顿时恍然大悟，说："细丝就是蝎子的唾液。某甲是中蝎毒而死的。那女子的冤情可以洗刷清楚了。"于是，县令和相关人员受到不同程度的处罚。

由此，全蝎的毒性可见一斑。但作为一味中药，全蝎虽有害人之毒，也确有救人之效。

三、溯源

全蝎作为中药始载于《蜀本草》，谓其性"平"。至宋代在《开宝本草》中对全蝎的功用有较为详尽的记载："疗诸风瘾疹，及中风半身不遂，口眼㖞斜，语涩，手足抽掣。"《开宝本草》明确提出全蝎"味辛、有毒"。明代《本草纲目》提出，全蝎为"治风要药"。《本草征要》言全蝎："入肝经。善逐肝风，深透筋骨。中风恒收，惊痫亦简。"《本草易读》谓全蝎："治诸风眩掉，惊痫抽掣；疗偏风不遂，目口斜歪。"《玉楸药解》中则增加全蝎对风寒湿痹的治疗作用，认为其"穿筋透骨，逐湿除风"。关于全蝎的毒性，《本草新编》从使用方法上予以阐述："不可多服，以其辛而散气也。少少用之，以治㖞斜之症，正相宜耳。蝎毒伤人，每有痛入心者，以蜗牛涂上即安。"至此，古代本草典籍中关于全蝎的主治功用已逐渐完善。现代对全蝎功效、毒性的研究更加深入，医者发现其在治疗高血压病、血栓闭塞性脉管炎、骨关节结核、流行性腮腺炎等方面皆有良效。

四、辨析

（一）主要炮制品

全蝎为钳蝎科动物东亚钳蝎的干燥全体。主产于河南、山东等地。产河南者称"南全蝎"（又称淡全蝎），产山东者称"东全蝎"（又称咸全蝎）。此外湖北、安徽、河北、辽宁等省亦产全蝎。现全蝎多人工饲养。春末至秋初捕捉钳蝎，除去泥沙，放入清水或淡盐水中呛死，然后入盐水锅中（每 500 g 蝎子加入食盐 60～90 g）煮 3～4 小时，至身能挺直竖立、脊背抽沟、腹瘪时捞出，置通风处，阴干。

（二）主要鉴定

本品头胸部与前腹部呈扁平长椭圆形，后腹部呈尾状，皱缩弯曲。本品完整者体长约 6 cm，胸部呈绿褐色，前端可见 1 对短小的螯肢和 1 对较长大的钳状脚须，形似蟹螯，背面覆有梯形背甲，腹面有足 4 对，均为 7 节，末端各具 2 爪钩。本品前腹部具 7 环节，第 7 节色深，背甲上有 5 条隆脊线。本品背面绿褐色，后腹部棕黄色，6 节，节上均有纵沟，末节有锐钩状毒刺，毒刺下方无距。本品质脆易断，前腹部折断后，内有黑色或棕黄色物质，后腹部折断中空。气微腥，味咸。

五、运用

（一）临床用药

药性：辛，平；有毒。入肝经。

功效：息风镇痉，攻毒散结，通络止痛。

临床应用：

治疗各种肝风内动、手足抽搐。全蝎具有突出的息风镇痉之效，为治疗痉挛抽搐之要药，常与蜈蚣相须为用，用作散剂。本品还可治小儿急、慢惊风及破伤风抽搐等。

治风寒湿痹日久不愈、筋脉拘挛，甚则关节变形之顽痹，或顽固性偏正头痛。全蝎味辛走窜，善于搜风通络止痛，对于久病顽症作用颇佳，可单用研末吞服。

治疗诸疮肿毒、瘰疬痰核等证。全蝎味辛有毒，有攻毒散结之功，可以毒攻毒，内服及外用均可。

特点：本品味辛性平，主入肝经，性善走窜，有良好的息风止痉作用，为治疗肝风抽搐之要药。另外本品善于搜风通络止痛，对风湿顽痹，偏正顽固头痛亦有佳效。

（二）中药毒性

1. 主要毒性成分

全蝎中含有蝎毒，是一种类似蛇毒的具有神经毒性的蛋白质，此外还含有三甲胺等有毒物质。蝎毒既是全蝎的有效成分，也是全蝎的主要有毒成分，其毒性作用表现为先引起强烈兴奋、肌肉痉挛，后致四肢麻痹、呼吸停止，还对骨骼肌有直接兴奋作用，可引起自发性抽动和强直性痉挛。另外，蝎毒还可致变态反应，表现为全身剥脱性皮炎和大疱性表皮坏死松解症。目前对全蝎致过敏、肾毒性的机制尚不明晰，可能与其所含蛋白质成分有关。

2. 中毒案例

【案例一】

某男，62岁，军队退休干部。患者因患脑出血、脑梗死，并后遗右侧肢体不利、流涎症状，服用中药调理。患者所服方药如下：杜仲、石菖蒲、威灵仙、木瓜、枸杞各12 g，法半夏、熟地、生甘草各10 g，赤白芍、丹参、川续断各30 g，党参、当归、生黄芪各20 g，秦艽15 g，全蝎5 g。患者取药4剂请药师在药房加工成丸剂，共可服4个月量，每次1丸，每日2次。服药后次日，患者肩胛部出现散在粟米样小丘疹，无明显不适，未就诊。第3日，患者背部、大腿外侧可见密集的斑丘疹，融合成片，色红，顶部可见有粟米样隆起，以肩胛部最重。患者自觉微痒，患处厚重不适，遂来某院就诊。结合患者病史和症状、体征，某医诊断其为"全蝎过敏"，遂开具马来酸氯苯那敏片，1日3次，每次4 mg，口服，并用炉甘石洗剂外涂患处，嘱其停用含全蝎的中药。第2日后患者斑疹渐轻，1周后全部消退。

此例即为服用全蝎导致的过敏反应。过敏反应在全蝎引起的不良反应类型报道中占首位，多为皮肤改变，患者常出现瘙痒、丘疹、红斑、肿胀等症状，一般停药后症状即可逐渐消退，部分需要对症治疗后方可恢复。

【案例二】

患儿，女，出生3日。患儿因呕吐伴有哭闹不安，于某诊所开具含有3 g全蝎的中药汤剂，某医嘱其家属分3日服用。次日，服用该汤剂6小时后，患儿出现嗜睡、不吮乳，急来某医院诊治。经某医检查发现，患儿呈嗜睡状，对针刺无反应，呼吸浅表且节律不规整，鼻翼翕动，口唇发绀，四肢发凉。某医立即予以患儿吸氧、呋塞米、尼可刹米、碳酸氢钠等静脉注射治疗。4小时后患儿出现对刺激的反应，开始哭泣，6小时后可吮乳。治疗2日后患儿痊愈出院。

此例为新生儿服用过量全蝎煎剂导致呼吸抑制的不良反应。全蝎是治疗小儿急、慢惊风的要药，但临床上新生儿药物用量应为成人的1/6，本例已达每日1 g，超出了新生儿全蝎药物用量的标准，故出现中毒症状。小儿发育尚未健全，肝脏解毒及肾脏排泄能力较弱，一旦超过剂量很容易导致中毒，故全蝎在应用于儿科疾患时更应谨慎。

六、变通

（一）郭维淮治疗腰椎间盘突出症

郭维淮教授，全国著名中医骨伤科专家，平乐郭氏正骨第六代传人。他总结概括了平乐郭氏正骨"三原则""四方法"及"破、活、补"三期用药原则，突出了中医整体辨证、动静互补的特色。

郭教授将腰椎间盘突出症的病因病机归纳为肝、脾、肾三脏亏虚，风、寒、湿邪侵袭痹阻，日久气滞血瘀、痰湿凝聚，痰瘀相互交结，腰脊及筋脉失却荣养，腰部"筋""肉"固摄乏力，致椎间盘髓核突出，局部脉络受压，气血运行不畅，故出现腰痛伴下肢麻木、筋肉拘挛作痛、屈伸不利等症。郭教授认为，痰可阻滞气血、流窜经络，在腰椎间盘突出症的中后期，气滞痰凝、痰瘀闭阻尤为广泛，因此强调"从痰论治"。他还认为，辨治痰邪实为在辨治痰与其他致病因素的兼夹，在治疗腰椎间盘突出症时，需特别重视益气活血、通经络。他认为络中有瘀、有痰，要把气、瘀、痰三者有机结合起来，活血益气通经汤正是他基于这样的思路而创。方为：全蝎10g，僵蚕10g，黄芪30g，党参15g，当归10g，川续断12g，苍术10g，红花5g，桃仁6g，独活12g，秦艽10g，桑寄生12g，香附15g，威灵仙10g，柴胡10g，甘草3g。方中全蝎、僵蚕搜风化痰、通络养血止痛，配以桃仁、红花、当归祛瘀消肿、化痰散结，用于痰瘀闭阻日久之腰椎间盘突出症，诸药合用，共奏祛风湿、舒经络、补肝肾、强筋骨、止痹痛的功效。

现代药理研究证实，全蝎有抗惊厥、降血压、镇痛作用，可改善血液微循环，促进纤溶，抑制血小板聚集，抑制疼痛，修复神经，对于痹证疗效确切。此外，蝎尾疗效要高于全蝎（等重）2.5～3倍。

（二）黄文政治疗肾小球肾炎

黄文政教授是世界中医药学会联合会肾病专业委员会名誉会长，他最先提出用散结法治疗慢性肾炎的思路。

肾小球肾炎是一种以水肿、蛋白尿、血尿等复杂而又重叠的临床表现为特点的疾病。黄教授认为，肾小球肾炎可归属于中医的"肾风病"范畴。他认为本病一为风自外入，侵袭肾络所致；二为肾络内伤，风由内生所致。正虚不足是肾络病变的基础，肾络病变是肾风病发生、发展的核心。在肾风病的治疗中，黄教授在补肾健脾、益气养血填精等扶正思路的基础上，非常注重从络论治。他认为虫类药物动而不居、性善审透，能深入肾络，搜风、逐瘀、通达肾络之功非一般药物所能及，为肾风病从络论治的要药。他常用全蝎等虫类药以搜风、通络、逐瘀，用于表现为肾络瘀阻的微小病变肾病和膜性肾病。

（三）陆明治疗肿瘤

陆明教授是第五批全国老中医药专家学术继承工作指导老师，在治疗中医内科疑难杂病、恶性肿瘤等方面有丰富经验和独到见解，尤善使用虫类药。

陆教授认为，肿瘤的发生以正气不足为前提，伤于外邪、饮食、七情等，致气机阻滞、瘀血凝结，瘀血、痰湿互结，结滞难化，聚结成块，积聚不去，久之成癌。肿瘤是"内有有形之积"，多有癥瘕痞块存在，癌毒深入络脉，致脉络损伤、瘀阻。陆教授认为虫类药乃"血肉有形之品"，"虫蚁搜剔之能"可攻邪。全蝎味辛，辛能入络散结、息风镇痉、攻毒散结、通络止痛，可入颅、可进骨。全蝎临证多用于治疗淋巴结转移癌、脑瘤、恶性淋巴瘤等，可与蜈蚣、僵蚕、白花蛇舌草、夏枯草、莪术、牡蛎等配伍，尤其是治疗癌症脑转移患者伴有头痛头晕、肢麻偏瘫等症颇有奇效。全蝎足尾头俱全，能治疗诸般疼痛，尤其是癌性疼痛，可与蜈蚣、僵蚕、乌梢蛇、马钱子、血竭等配伍。

现代研究发现，全蝎的抗肿瘤作用机制主要是影响肿瘤细胞的黏附穿膜能力、降解基底膜能力、抗凝血作用，还可直接抑制肿瘤细胞的生长与增殖，促进肿瘤细胞的凋亡，提高细胞免疫功能和抑制血管生成。

（四）刘文峰治疗喉风咳

刘文峰教授是第四批全国老中医药专家学术经验继承工作指导老师，深受张锡纯学术思想的影响，遣方用药提倡衷中参西、久病必"虚"、久病必"瘀"等思想。

喉风咳是临床常见病，大多数喉风咳患者既往有慢性咽炎的病史，特点是咽痒即咳、咳嗽声重，伴少许痰液或涎唾，甚至干呕、面烘，咳时泪出方止。刘教授认为，本病病位在咽喉，病机为外感风邪、侵袭咽喉，治法以疏风利咽为主。方用自创疏风利咽止咳汤：麻黄 5 g，荆芥 20 g，紫苏叶 20 g，陈皮 15 g，桔梗 15 g，五味子 10 g，仙鹤草 30 g，僵蚕 8 g，蝉蜕 8 g，红花 8 g，全蝎 2 g，甘草 10 g，苦杏仁 15 g，浙贝母 15 g，黄芩 20 g，金银花 20 g，大青叶 20 g。方中全蝎善走窜入络、搜剔逐邪，可祛肺经伏邪，有增强平喘降逆之功，且可祛风解痉、活血化瘀、疏通气道壅塞和血脉瘀痹，配伍僵蚕、蝉蜕以祛风利咽，麻黄、荆芥以宣肺祛风。全蝎为治风痛之要药，功在息风，凡抽搐痉挛属实者皆可用之，可缓解支气管平滑肌痉挛及咳嗽等症。多数患者在服用本方 4～7 剂之后，咽痒即咳的症状有明显缓解。

（五）李寿彭治疗口僻

李寿彭教授是重庆著名中医药专家、享受国务院政府特殊津贴专家，曾获万州区科技拔尖人才称号。李教授学本《黄帝内经》、崇尚仲景，对急症重病喜用经方，重症沉疴擅理脾胃。在临床治疗上李教授遵循古为今用、洋为中用、推陈出新，擅长中医内、儿科，尤其擅长各种疑难杂症的诊断和治疗。

中医的口僻相当于西医的面瘫、面神经麻痹症，急性期早期治疗效果较佳，若转为慢性期则恐会留下后遗症而影响面部美观。李教授认为，足阳明经上夹于口，其经脉虚则风邪乘虚而中，致使筋脉拘急不调故口眼㖞斜。此类患者常见舌红、苔薄黄、脉弦数，伴口苦口干，此为肝经有热，风阳上犯复感外邪引起。故此类患者的治疗应清泄肝热，祛风通络。方用全蝎、蝉蜕、僵蚕、钩藤、防风以祛风通络，白芍、菊花、生地以清肝凉肝、柔肝缓急，刺蒺藜以平肝解郁、活血祛风，桂枝温通经脉，丝瓜络通经活络，甘草调和诸药。若口僻患者病情迁延日久，李教授则多配伍牵正散以加强活血通痹、搜风剔络之功，此方亦以全蝎为主药。李教授临证善用虫类药，认为其通络之力较藤类药为强，除全蝎外，还常在处方中配伍蜈蚣、地龙、蝉蜕等品，以祛风止痉、通络止痛。

（六）金实治疗类风湿关节炎

金实教授是江苏省名中医，第五批全国老中医药专家学术经验继承工作指导老师。金教授从医近五十载，善治各种疑难杂症，尤其在类风湿关节炎的治疗方面经验颇丰。

金教授认为，类风湿关节炎中后期，痰浊瘀血阻闭脉络，停滞于骨骺，致关节肿大畸形、肢体僵硬，其症顽固难已，故特别重视使用虫类药。他认为虫类药具有钻透剔邪、搜风通络、消肿定痛的作用，对此顽痹应用虫类药，可加强处方的搜风涤痰、化瘀通络之力，以挽沉疴。全蝎其性善走窜，能引风药直达病所，有较好的通络止痛作用。金教授临证应用时，治风湿久痹、筋脉拘挛、顽痛不休等症，单用全蝎研末服即能奏效；或与僵蚕同用，或与川芎、白芷或细辛、麻黄同用，以加强止痛作用。金教授强调，用虫类药物要注意剂量和配伍，虫类药多有毒，不能大剂量久服，同时应配伍养血滋阴药，如当归、白芍、丹参、麦冬、玄参等，以防其耗血伤阴之弊，减少副作用，加强疗效。

　　综上，全蝎作为一味有毒之品，中毒案例层出不穷，但因其具有走窜通络之性、解毒散结之功、息风镇痉之效，常为临床治疗中风重症、疮痈肿毒和久病顽症之良药。用对全蝎便有救人之用，但使用不可不慎，否则便会生毒杀人。

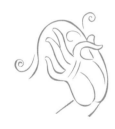

第九讲　接骨续筋·土鳖虫

　　土鳖虫为鳖蠊科昆虫地鳖的雌虫干燥体。捕捉地鳖后，置沸水中烫死，晒干或烘干。本品主产于我国河北、陕西、甘肃、青海、山东、河南、江苏、浙江、湖南等地。

　　土鳖虫最早记载于《神农本草经》，列为中品。历代本草文献对土鳖虫毒性的记载不一，对于土鳖虫功效的详细认识主要集中于清代。众医家多用之以破血逐瘀、续筋接骨，后人应细细体会其运用的精妙之处。

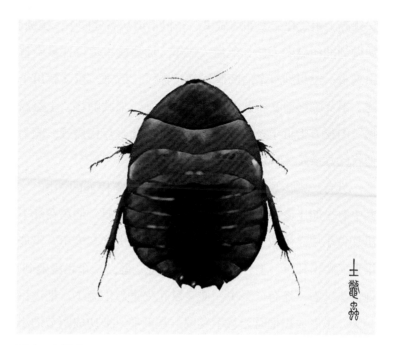

图9　土鳖虫

一、释名

土鳖虫因其状如鳖，喜生长于阴湿的松土中，故名土鳖虫，又名䗪虫、地鳖、土鳖、簸箕虫等。《本草经集注》释其："形扁扁如鳖，故名土鳖。"《新修本草》描述其形状："状似鼠妇，而大者寸余，形小似鳖，无甲而有鳞。"《本草衍义》曰："今人谓之簸箕虫，为其象形也。"《本草纲目》引陆农师云："䗪逢申日则过街，故又名过街。"

二、传说

关于土鳖虫破血逐瘀、续筋接骨的传说有二。

明代年间，江南有一家朱武师开设的武馆，凡来武馆习武者有伤筋动骨的，只要服用朱武师给的药粉，很快就好了。此事被一杨姓医师得知，登门求其医术，朱武师敬其医德，便如实相告。原来，朱武师幼年时家境贫寒，父母早逝，靠祖父抚养。祖父在一家油坊做事，一日不慎从高处摔下，腿断骨折，主子嫌其累赘，便抛到油渣棚内，任其死活。那年，油渣棚里生了许多土鳖虫，祖父终日以土鳖虫为食，没想到月余后断腿居然痊愈了。后来，祖父就用土鳖给人治病，治者必愈。祖父临终前又将此方传给了朱武师。朱武师将"土鳖焙干碾成药粉，一次一撮"的秘方告诉了杨医师，杨医师即用此方疗伤接骨，颇为灵验。此后，杨医师便将此方录入《医方摘录》中。

另有一则传说。相传在古时候，有一家榨油的油坊。油坊里雇了很多工人，其中有个叫王老大的工人专管烧火。一天凌晨，他正在灶下烧火，看到灰堆里爬出几只小虫，忙放下火锹去抓，但小虫爬进了灰堆里，没能抓到。过了一会，灰堆里又爬出几只，王老大拿起火锹扑地一砸，一个也没砸到，只气得他连声叫骂。他低头一看，还有一只虫，便又拿起火锹急忙砸下，把这只小虫切成了两节。第二天，王老大扫地时无意中发现，昨天那只被切成两节的小虫又活了。再仔细一看，这只小虫是自动连接起来的，连切断的痕迹都没有。此后，王老大仔细地观察这些小虫，发现只有雌虫被切断了才可以自动连接起来。一次，王老大的孩子一不小心从高高的山坎上摔下来，把腿摔断了。他请了几个医师都没能治好，心急如焚。他忽然想起了油坊的那些小虫，就抓来几只雌的，把它们烘干，磨碎拌在香油里，敷在孩子的伤处。没过几天，孩子的腿竟好了。从此，土鳖虫可以续筋接骨的故事便在民间流传。

三、溯源

土鳖虫始载于《神农本草经》，列为中品，谓其"味咸，寒。主心腹寒热洗洗，血积癥瘕，破坚，下血闭，生子大良。"指出土鳖虫具有良好的破血逐瘀作用，有治疗症瘕积聚之功。南北朝《本草经集注》明确了土鳖虫具有毒性，谓其："味咸，寒，有毒。"明代《本草纲目》言土鳖虫："行产后血积，折伤瘀血，治重舌木舌口疮，小儿腹痛夜啼。"《本草通玄》对土鳖虫活血疗伤、续筋接骨的功效进一步补充，载其可治"跌打重伤，接骨"。清代《本经逢原》记载土鳖虫的毒性及炮制减毒方法："《本经》名地鳖。咸寒有毒。或去足炒用，或酒醉死，去足捣汁用。"也有本草典籍载其"有小毒"，如清代《本草便读》记载其："咸寒。有小毒。入肝经。功专搜逐一切血积。治折伤。续筋骨。功虽同于虻蛭。而性颇缓。通乳者亦行经活血之意耳。"《中国药典》载土鳖虫"有小毒"，规定使用剂量为3～10 g，由于其为破血逐瘀之品，故有堕胎之弊端，孕妇禁用。本品有较好的抗血栓作用，可促进纤溶功能，抑制血小板聚集，同时有抗脑缺氧、保肝、抗肿瘤、促进骨折愈合等作用。

四、辨析

（一）主要炮制品

地鳖：呈扁平卵形，长1.3～3 cm，宽1.2～2.4 cm。前端较窄，后端较宽，背部紫褐色，具光泽，无翅。前胸背板较发达，盖住头部；腹背板9节，呈覆瓦状排列。腹面红棕色，头部较小，有丝状触角1对，常脱落，胸部有足3对，具细毛和刺。腹部有横环节。质松脆，易碎。气腥臭，味微咸。

（二）主要鉴定

本品粉末灰棕色。体壁碎片深棕色或黄色，表面有不规则纹理，其上着生短粗或细长刚毛，常可见刚毛脱落后的圆形毛窝，直径5～32μm；刚毛棕黄色或黄色，先端锐尖或钝圆，长12～270μm，直径10～32μm，有的具纵直纹理。横纹肌纤维无色或淡黄色，常碎断，有细密横纹，平直或呈微波状，明带较暗带为宽。

取本品细粉1g，加甲醇25mL，超声提取30分钟，滤过，滤液蒸干，加甲醇5mL使溶解，作为供试品溶液。另取土鳖虫对照药材1g，同法制成对照药材溶液。照薄层色谱法（《中国药典》一部附录VIB）试验，吸取上述两种溶液各10μL，分别点于同一以羧甲基纤维素钠为黏合剂的硅胶G薄层板上，以甲苯-二氯甲烷-丙酮（5∶5∶0.5）为展开剂，展开，取出，晾干，在紫外光灯（365nm）下检视。供试品色谱中，在与对照药材色谱相应的位置上，显相同颜色的荧光斑点。喷以香草醛硫酸试液，105℃烘至斑点清晰。供试品色谱中，在与对照药材色谱相应的位置上，显相同颜色的斑点。

五、运用

（一）临床用药

药性：咸，寒；有小毒。归肝经。
主要功效：破血逐瘀，续筋接骨。
临床应用：

活血消肿止痛，续筋接骨疗伤，为伤科常用药。本品善治跌打损伤，尤善于骨折筋伤、瘀血肿痛，可与自然铜、骨碎补、乳香等配伍，如接骨紫金丹，亦可单味研末外敷或黄酒冲服。

治血瘀经闭，产后瘀滞腹痛，癥瘕。本品治血瘀经闭，产后瘀阻腹痛，可与大黄、桃仁等配伍，如下瘀血汤；治干血成劳，经闭腹痛，常与水蛭、虻虫等配伍，如《金匮要略》大黄䗪虫丸；与鳖甲、桃仁、柴胡等配伍治疗疟母，如《金匮要略》鳖甲煎丸。

特点： 土鳖虫咸寒入肝，性善走窜，作用较强，善逐瘀血、消癥瘕、通经闭、续筋骨，为妇科通经、内科消癥、伤科接骨之要药。本品可内服，亦可外用研末调敷患处。

（二）中药毒性

1. 主要毒性成分

土鳖虫的具体毒性成分尚不明确。一般认为，土鳖虫的某些蛋白质具有变应原性，可导致皮肤发生过敏反应，出现均匀密集的细小丘疹，多见于手背、臀部双膝关节以下，或有瘙痒。另外，土鳖虫总生物碱具有心脏毒性，还可直接扩张血管，含抗凝血和抗血栓成分，可能是其导致心血管毒性的原因。

2. 中毒案例

【案例一】

许某，男，52 岁。患者因跌仆后致左肩青紫肿痛，活动受限 2 小时，于某院就诊。某医检查后发现其左肩关节肿胀、青紫，疼痛拒按，各项活动均受限，X 线摄片未见骨折及脱位征象，诊为"左肩软组织挫伤"，给予三角巾悬吊制动并开具活血止痛汤加减。方为：桂枝 9 g，土鳖虫 9 g，乳香 6 g，没药 6 g，当归 6 g，白芍 2 g，赤芍 3 g，红花 1.5 g，陈皮 3 g，三七 3 g，紫荆皮 4 g，苏木 4 g，积雪草（落得打）6 g。患者当晚服药 15 分钟后双手背、臀部皮肤瘙痒难忍，约 5 分钟后双手背、臀部、双膝关节以下出现均匀、密布的粉红色风疹点，立即到某院就诊，某医为其静脉推注葡萄糖酸钙、地塞米松 10 mg 后瘙痒缓解。患者于第 2 天早晨瘙痒消失，但仍见粉红色风疹点，同时手背及足背稍肿，按之不凹陷，至第 2 天中午上述症状消失，全过程持续近 18 小时。因患者服药前曾吃海鲜、喝酒，误以为过敏症状是吃海鲜或喝酒引起的，而所服中药未引起患者和医师注意。

隔天再次煎服上方，患者又出现上述症状。从方中药物分析，只有土鳖虫为昆虫类药，该药为致敏原的可能性较大。为明确判断，患者去除土鳖虫后再次煎服上方，未出现过敏反应，因此断定为土鳖虫过敏。

【案例二】

患者，女，65 岁。患者因不慎摔倒，致全身多处疼痛，于某院体检。某医见其全身多处皮下瘀血、肿胀，局部压痛明显，诊断其为急性闭合性软组织挫伤，给予冰敷，并开具处方：活血止痛胶囊，云南白药气雾剂外用。3 天后患者复诊，自诉：服药第 2 天感觉腹痛，并伴有恶心，自行加服陈香露白露片稍有缓解，今早发现大便呈黑色再次来某院就诊。某医追问患者病史，告知有溃疡病史近 10 年，其间间断服用枸橼酸铋钾片、陈香露白露片等胃药。实验室检查患者粪便隐血（+++）。因患者拒绝进一步消化内镜检查，某医遂按消化道出血常规对症治疗，嘱停用活血止痛胶囊，半流状食，给予法莫替丁胶囊、阿莫西林胶囊等。追踪随访，经以上治疗，患者 4 天后症状消失。

由此可见，该患者治疗前未服用其他药物，也未进食其他刺激性及不洁食物，首次用活血止痛胶囊后即出现粪便隐血，考虑为该药诱发溃疡致出血。活血止痛胶囊是由当归、三七、乳香、冰片、土鳖虫、自然铜等中药组成，具有活血散瘀、消肿止痛的作用，不良反应尚不明确。方中当归、三七、土鳖虫均为活血化瘀类中药，其中土鳖虫作为动物类活血化瘀药，活血破瘀力强。由于本例患者有溃疡病史，加上年龄偏大、血管偏脆，应用该药物可能刺激了溃疡部位，导致毛细血管破裂而出血。

以上两例皆为由于服用含土鳖虫方剂而产生的不良反应，第一例为过敏反应，临床上较为常见，发现后及时停药症状多可缓解；第二例则可能是由于土鳖虫活血作用导致的消化道出血，对于此类有出血倾向的患者，应问清病史，谨慎用药，忌用土鳖虫此类破血之力较强的药物。本品虽有小毒，但在常规剂量下服用一般是安全且无明显不良反应的。

六、变通

土鳖虫为破血逐瘀、续筋接骨之良药，历代本草对其毒性评价不一，世人谓其有小毒，用之较慎。古今有众多医家妙用之以治多种疑难杂症，疗效颇佳，值得探究。

（一）张仲景治疗五劳虚极、干血内停证

张仲景《金匮要略》云："五劳虚极羸瘦，腹满不能饮食，食伤，忧伤，饮伤，房事伤，饥伤，劳伤，经络营卫气伤，内有干血，肌肤甲错，两目黯黑。缓中补虚，大黄䗪虫丸主之。"本条论述五劳虚极、干血内停的证治。"干血"即为瘀血日久，证属本虚标实，故用以祛瘀生新、缓中补虚的大黄䗪虫丸。在《金匮要略》中，土鳖虫作"䗪虫"出现在本方中，与泻下攻积、活血化瘀的大黄共为君药；臣以桃仁、干漆、水蛭、虻虫等以助其通经逐瘀之力；佐以芍药、生地滋阴养血；杏仁开宣肺气、润肠通便，甘草、白蜜调和诸药为使。《兰台轨范》言："（大黄䗪虫丸）血干则结而不散，非草木之品能下……瘀不除则正气永无复理，故去病即所以补虚也。"土鳖虫破血逐瘀，既可通经化干结之瘀血，又可祛瘀以生新，配合生地等养阴药起到标本兼顾之效。且本方在服用方法上应用了研末、炼蜜丸，变峻攻为缓消，也缓和了虫类药的毒性，使得干血得化、阴血得补。现代临床中大黄䗪虫丸加减后常用于治疗肝系疾病，如慢性乙型病毒性肝炎、肝硬化等，另在妇科子宫肌瘤、重度痤疮、难治性高血压等多方面也有应用，多获佳效。

（二）武权生治疗子宫内膜异位症痛经

武权生教授，甘肃省中医药学会妇科专业委员会副会长兼秘书长，甘肃省省级中医药师承教育指导老师。武教授长期从事中西医结合妇产科临床、教学和科研工作，在妇科常见病、疑难病治疗方面具有丰富经验。

子宫内膜异位症痛经属于西医学"继发性痛经"范畴。现代医学强调，子宫内膜异位症痛经的发生与异位的子宫内膜周期性脱落出血有密切关系，如若脱落

的子宫内膜不能按时排出体外或被及时吸收，则成为"体内出血"。武教授认为，子宫内膜异位症的发病机理在于气不固血、血失统摄，使子宫在位内膜组织随经血逆流，血不循经，停留于机体各部位。如在位内膜逆流于少腹，形成西医学中的异位病灶，并瘀阻胞脉、积于胞宫，则致"不通则痛"而发病。他主张该病应从实证论治，以活血行气、温经化瘀止痛为治则，使瘀随血出、疼痛缓解。肝郁气滞，经血不畅，瘀阻下焦，以及寒邪入侵、凝滞气血都可导致子宫内膜异位症痛经。在临床中，武教授于患者月经前、月经期间以活血化瘀、理气行滞为治则，加用土鳖虫以破积血、逐瘀滞、通络理伤而止痛，配伍紫石英、三棱、莪术以使行气止痛力更佳，可达活血化瘀、散寒止痛之功。现代研究发现，土鳖虫能通过改善血液循环和降低血液黏度的方式达到活血化瘀的效果，在临床治疗痛经时取得良好的疗效。

（三）周岱翰治疗肺癌

周岱翰，广州中医药大学首席教授、博士生导师，主任医师，是全国老中医药专家学术经验继承工作指导老师，原广东省中医肿瘤治疗中心主任，广东省中医药学会肿瘤专业委员会主任委员，中华中医药学会肿瘤分会主任委员。周教授被国务院授予"卫生事业突出贡献"证书并享受国务院政府特殊津贴，被评为"全国优秀科技工作者"，被授予"全国中医药杰出贡献奖"称号。周教授学识衷中参西，医技推陈致新，擅长治疗肝癌、肺癌、肠癌、乳腺癌等晚期肿瘤，在中医配合分子靶向药物对局部晚期肺癌的治疗研究中颇有建树。

肺癌是发病率和死亡率增长最快、对人类健康和生命威胁最大的恶性肿瘤之一。周教授认为，肺癌的发病是在机体气血阴阳失调的基础上，各种致病因素作用，导致脏腑经络功能失调、肺失宣降、气机逆乱、津液不布、血行瘀滞，瘀血痰浊内生，搏结于肺，发为肿瘤，痰瘀日久化热，煎灼肺阴，加重正虚邪实，故肺癌的病机为"痰、瘀、热、虚"，治宜清肺化痰、祛瘀散结。

一患者为左下肺癌，经手术、多次化疗、靶向药物治疗后复发转移，疾病未能控制。周教授为患者选用千金苇茎汤合下瘀血汤随证加减，方用土鳖虫以疏通肺络、和血顺气、化痰消瘀，能起事半功倍之效。全方补中兼通、通中兼利，祛邪不忘扶正，共奏清热化痰、活血化瘀之功。周教授亦常用土鳖虫散瘀血、消癥瘕的功效，来治疗西医属肝癌、乳腺癌等其他部位肿瘤。土鳖虫在癌症晚期综合治疗中能起到延长患者疾病进展时间、提高生活质量的作用。现代研究显示，土鳖虫可以抑制肿瘤的转移，且可以显著抑制肝癌细胞的代谢，降低肿瘤细胞活性。

（四）许润三治疗盆腔炎性疾病后遗症

许润三教授，中日友好医院主任医师、硕士研究生导师，国医大师，兼任中国中医药研究促进会中医生殖医学专业委员会特聘专家。许教授专研妇科50余年，擅长不孕症、子宫内膜异位症、盆腔炎、子宫肌瘤、功能失调性子宫出血、闭经、更年期综合征等的中医诊断及治疗。

盆腔炎性疾病后遗症是一个现代医学名词，以下腹痛、腰骶酸痛为主，伴见带下异常、月经失调、盆腔包块、不孕等症状，可归属于中医古籍中的"带下病""癥瘕""热入血室""妇人腹痛""不孕"等的范畴。许教授认为，盆腔炎性疾病后遗症常因病久、滞久、郁久而化热，此病以气滞血瘀为基本。许教授认为，虫类药物可荡涤死血、破血逐瘀，虫类药物善于钻行，活血化瘀能力最强。他擅长应用虫类药治疗盆腔炎性疾病后遗症。如在盆腔炎性疾病后遗症的肾虚血瘀证治疗中，许教授经常加土鳖虫以破血消癥。现代研究显示，土鳖虫可改善和增强人体各部分血液供应以活血祛瘀。同时，许教授认为因虫类药物多有毒性，因此在辨证准确的基础上，还要注意配伍应用，顾护胃气，防止攻伐太过损伤脾胃。

（五）周仲瑛治疗强直性脊柱炎

强直性脊柱炎是一种以脊柱为主要病变部位的慢性疾病，由于遗传和环境等多种因素共同作用引发。本病主要累及脊柱、骶髂关节，引起脊柱强直、活动困难。周仲瑛教授认为，强直性脊柱炎的基本病机为"正虚为本、邪实为标"，在邪实方面治疗应以"祛邪、宣痹、通络"为原则。

　　周教授认为，本病最初病位主要在髋臀部，但也可在腰椎、胸椎、颈椎或膝关节等部位发生病变。疾病在不同部位就有不同症状，用药遣方就不同。腰为肾之府，背为督脉之中轴，因此腰背痛为本病主症。活动欠利、关节僵硬为本病名为"强直"的特点。土鳖虫"善化瘀血，最补损伤"，有活血化瘀、破血的作用。土鳖虫、熟地是周教授常用于治疗强直性脊柱炎的一个组合，有补腰肾、强筋骨、化瘀血之功用。若痰瘀日久，关节僵硬变形、疼痛，宜加重虫类药物用量以祛瘀化痰、散结剔络。研究表明，土鳖虫对血管内皮细胞有保护作用，而且具有纤溶活性和抗凝作用，能改善和增强体内器官、组织乃至全身的血液供应。

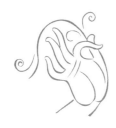

第十讲　镇痉通络 ⑱ 蜈蚣

　　蜈蚣为蜈蚣科动物少棘巨蜈蚣的干燥体。蜈蚣于春、夏二季捕捉，用竹片插入头尾，绷直，干燥。本品主产于我国江苏、浙江、湖北等地。

　　蜈蚣最早出现于《神农本草经》，被列为下品。后《本草经集注》中提及蜈蚣有毒。蜈蚣可息风镇痉、攻毒散结、

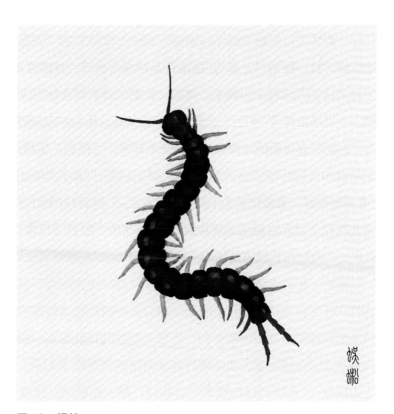

图 10　蜈蚣

通络止痛，虽为有毒之品，但历代医家多有运用，屡显奇效，值得后世认真思考和学习。

一、释名

蜈蚣原名吴公，因其产于吴地而得名。《名医别录》言其："生大吴川谷及江南，头足赤者良。"《医学入门》曰："大吴川谷中最广，江南亦有之。背绿腹黄，头足赤而大者为公，黄细者为母，用公不用母，故曰吴公。"但目前蜈蚣无论公、母，皆可入药。王念孙《广雅疏证》曰："吴公一作蜈蚣。"

二、传说

一说认为，蜈蚣与蝎子、蟾蜍、毒蛇、壁虎共称"五毒"；一说认为，蜈蚣、蛇、蝎、蜂、蜮为"五毒"。据清代吕种玉《言鲭·谷雨五毒》："古者青齐风俗，于谷雨日画五毒符，图蝎子、蜈蚣、蛇虺、蜂、蜮之状，各画一针刺，宣布家户贴之，以禳虫毒。"可见，不论哪种说法，蜈蚣皆为五毒之首。

在两千多年前的《神农本草经》中载有："（蜈蚣）主啖诸蛇虫鱼毒。"东晋时期葛洪的《抱朴子》亦云其："末，以治蛇疮。"明代李时珍《本草纲目》中载："惟赤足蜈蚣，最能伏蛇为上药，白芷次之。"同时代的名医缪希雍亦云："（蜈蚣）善能制蛇，见大蛇便缘上啖其脑。"民间认为，蜈蚣"以毒攻毒"，能解蛇毒。由此可见，我国历代医家及民间百姓均认为可用蜈蚣治疗毒蛇咬伤。

相传，江苏南通的蛇医专家季德胜，有一次为研究一条从未见过的小花蛇的毒性，让它在自己的小臂上咬了一口，被咬的皮肤当时陡然发黑。虽然季德胜服用了两次他原来制成的解毒药，还是未能控制毒性发展，感到头昏目眩，进入半昏迷状态。在这紧急关头，各位前来会诊的名医束手无策，还是季德胜自己有气无力地说："药物已经无效了，给我捉五条大蜈蚣来，让我吞下去，也许还有希望。"季德胜将五条蜈蚣生吞下肚，病情仍未见好转，生命危在旦夕。会诊医生当即去电重庆，向他的大师兄求救。大师兄回电云："仍吃蜈蚣，数量加倍。"季德胜依法服用后，奇迹发生了，季德胜肩上的皮肤黑色逐渐消退，神志也清醒了。

三、溯源

关于蜈蚣的记载首见于《神农本草经》，被列为下品。《神农本草经》曰其："味辛，温。主鬼注蛊毒，啖诸蛇虫鱼毒，杀鬼物老精，温虐，去三虫。"可见在此时期，古人对蜈蚣功效主治的认识尚未明晰，但能明确指出其有攻毒之力，为其后世的发展奠定了基础。《本草经集注》记载："（蜈蚣）味辛，温，有毒。治心腹寒热结聚，堕胎，去恶血。"提出了蜈蚣具有散瘀血、破结聚之力，也明确其为有毒之品。宋代《本草衍义》记载了被蜈蚣咬伤中毒的治法："有中其毒者，以乌鸡屎水稠调，涂咬处，效。大蒜涂之，亦效。"至明代《本草纲目》对其功效又进行补充，指出其："治小儿惊痫风搐，脐风口噤，丹毒，秃疮，瘰疬，便毒，痔漏，蛇瘕、蛇伤。"清代对蜈蚣功效认识逐渐完善，《本草易读》言蜈蚣："辛，温，有毒。入足厥阴经。治脐风撮口，惊痫瘰；疗蛇症甲肉，症癖毒蛊。最坠胎孕。"《本草便读》言："其性走而有毒。散肿行瘀。其味辛而且温。搜风定搐。杀蛇辟蛊先行胃。治痫疗惊又入肝。"《得配本草》谓："辛，温。有毒。入足厥阴经。能截暴风，消除瘀血。入鸡子白煮，治腹大如箕。入酒煮炙，治腹内蛇症。"在减毒方面，《本经逢原》言："辛温有毒。火炙去足用。"指出蜈蚣去足可减轻毒性。近代张锡纯在《医学衷中参西录》中对蜈蚣的特点及应用进行了全面归纳："蜈蚣走窜之力最速，内而脏腑，外而经络，凡气血凝聚之处皆能开之。性有微毒，而转善解毒，凡一切疮疡诸毒皆能消之，其性尤善搜风，内治肝风萌动，癫痫眩晕，抽掣瘈疭，小儿脐风；外治经络中风，口眼歪斜，手足麻木。"至现代，《中国药典》载蜈蚣："辛，温；有毒。归肝经。功效息风止痉，解毒散结，通络止痛，规定用量3～5 g，研末吞服，每次0.6～1 g，或入丸散，孕妇禁用。"现代药理研究发现，蜈蚣水提取液有抑制中枢神经系统、抗惊厥、镇痛、降血压、加强心肌收缩力、改善微循环、降低血液黏度及抗肿瘤等作用。

四、辨析

（一）主要炮制品

本品为蜈蚣科动物少棘巨蜈蚣的干燥全体。每年 4～6 月上山捕捉，先用沸水将其烫死后，用一竹片插入头尾，绷直后晒干或烘干即可入药。本品呈扁平长条形，长 9～15 cm，宽 0.5～1 cm。由头部和躯干部组成，全体共 22 个环节。头部暗红色或红褐色，略有光泽，有头板覆盖，头板近圆形，前端稍突出，两侧贴有颚肢一对，前端两侧有触角一对。躯干部第一背板与头板同色，其余 20 个背板为棕绿色或墨绿色，具光泽，自第四背板至第二十背板上常有两条纵沟线；腹部淡黄色或棕黄色，皱缩；自第二节起，每节两侧有步足一对；步足黄色或红褐色，偶有黄白色，呈弯钩形，最末一对步足尾状，故又称尾足，易脱落。质脆，断面有裂隙。气微腥，有特殊刺鼻的臭气，味辛、微咸。

（二）主要鉴定

本品粉末特征：黄绿色或灰黄色。体壁（几丁质）碎片黄棕色、黄绿色、棕色或红棕色，水合氯醛液透化后显淡黄色或近无色。外表皮表面观有多角形网格样纹理，直径 5～14 μm，排列整齐，其下散有细小圆孔，有的（腹部）细小圆孔边缘微拱起，单个散布或 2～4 个集成群，大小不一，排列不规则；横断面观呈棕色，有光泽，有的隐约可见纵纹理。内表皮无色，有横向条纹；内、外表皮纵贯较多长短不一的微细孔道。横纹肌纤维淡棕色或无色，多碎断，侧面观呈薄片状，明暗相间纹理隐约可见，有的较明显，纹理斜形、弧形、水波纹形或稍平直，暗带较窄，有致密的短纵纹；断面观成群或散在，呈多角形、扁平形、条形，表面较平整。气管壁碎片具棕色或深棕色的螺旋丝，螺旋丝宽 1～5 μm，排列呈栅状或弧圈状，丝间有近无色或淡灰色小斑点。有时可见较细气管，具分枝，螺旋丝较细小。脂肪油滴淡黄色，散在。刚毛无色透明或棕黄色，基部直径 8～12 μm，有髓腔。少数刚毛 3～4 个成簇，类似星状毛，表面有斜向纹理。少数刚毛位于体壁碎片上。

【附】

伪品多棘蜈蚣，头部为暗红色，背部呈棕绿色或墨绿色，足为黄色；两侧的棘数比真品多，故称为多棘蜈蚣，且虫体亦比真品大。

蜈蚣真伪鉴别的最大区别在于虫足的颜色。南朝著名的医药学家陶弘景曰："今蜈蚣赤足者多出京口长山，高丽山、茅山亦甚有，于腐烂积草处得之，勿令伤，暴干之。黄足者甚多，而不堪用。"

五、运用

（一）临床用药

药性：辛，温；有毒。有升降双重趋向。归肝经。

功效：息风镇痉，攻毒散结，通络止痛。

临床应用：

治痉挛抽搐。本品辛温，主入肝经，性善走窜，有比全蝎更强的息风镇痉的作用。蜈蚣与全蝎常相须为用，治多种原因引起的痉挛抽搐，如止痉散。

治疮疡肿毒、瘰疬、痰核。本品味辛散，可以毒攻毒、散结消肿，可治毒邪内侵、痰热交结之恶疮肿毒、瘰疬、痰核；有优良的解蛇毒功能，著名的"季德胜蛇药"配方即含本品，《中医外科学》蜈蝎解毒汤亦以本品为主药。

治风湿顽痹，顽固性头痛。本品有比全蝎更强的搜风通络、除痹止痛作用，用于治疗顽痹疼痛、偏正头痛。《临证指南医案》言："气血瘀痹而为头痛者，用虫蚁搜逐血络，宣通阳气为主。"蜈蚣通经活络止痛力佳，本品常与川芎、天麻、当归等药同用治疗多种原因导致的顽固头痛。

特点：蜈蚣辛温有毒，性善走窜，通达内外。本品入肝经，功似全蝎而息风止痉力更强，可治各种惊风，痉挛抽搐，甚至角弓反张；可通络止痛，治风湿顽痹及顽固性偏、正头痛；《医学衷中参西录》言其："走窜之力最速，内而脏腑，外而经络，凡气血凝聚之处皆能开之。"即是说其能攻毒散结，可治疮疡肿毒、瘰疬、痰核、毒蛇咬伤等。

（二）中药毒性

1. 主要毒性成分

蜈蚣毒主要存于蜈蚣的毒液，根据药理活性不同，可将毒性成分大致分为酶与活性多肽两类。其中，酶包括蛋白酶（金属蛋白酶和丝氨酸蛋白酶）、酯酶（磷脂酶 A2）、γ-谷氨酰转移酶、几丁质酶、透明质酸酶等。金属蛋白酶可以引发出血、肿胀、血压过低、炎症反应及局部组织坏死等不良反应；丝氨酸蛋白酶参与机体凝血、炎症反应；透明质酸酶帮助毒素扩散，增强毒液的不良反应。活性多肽包括神经毒素、血液毒素（抗菌肽、抗凝多肽、血小板聚集抑制剂和诱导剂）、组胺、5-羟色胺等。神经毒素可特异性激活或抑制离子通道；血液毒素能抑制血小板凝集；组胺可影响机体过敏、炎症等多种反应；5-羟色胺释放后可使机体产生剧烈疼痛。

大剂量蜈蚣可导致患者心肌麻痹，并抑制其呼吸中枢，部分不良反应报告可见患者急性肝、肾功能损伤及神经系统中毒反应。常规剂量使用蜈蚣时，部分患者可出现头晕、头胀、面红等症状。蜈蚣用量达 15～30 g 时，常会引起患者的中毒反应，一般潜伏期在 30 分钟至 4 小时左右，表现为恶心、呕吐、腹痛、腹泻、乏力等不良反应，严重者可出现心跳变缓、血压下降、呼吸困难等。另外比较常见的不良反应是服用蜈蚣后产生的过敏反应，可见患者全身出现过敏性皮疹、瘙痒，甚至出现过敏性休克。

2. 中毒案例

【案例一】

患者，女，69 岁。患者因腰腿痛多年于某医院就诊，某医开具中药 25 剂（每日 1 剂），每剂均有蜈蚣 2 条，去头足入煎剂。患者服药期间病情有所好转，无其他不适，后停药。半年后，患者开始服用他人所传之"验方"：蜈蚣 20 条（大者，含头足），蕲蛇 10 g，全蝎 1 g。上方研末分 7 次服，每日 1 次。服至第 5 日，患者出现巩膜黄染、小便黄、腹胀、厌食厌油、全身皮肤瘙痒，遂入某院治疗。体格检查示患者全身皮肤中度黄染、巩膜重度黄染，肝脏 B 超及肝功能异常，入院后肝脏持续增大，至剑下 7.5 cm、肋下 6 cm，诊断为中毒性肝炎。经中西医结合保肝治疗 50 日后，患者黄疸消失，肝功能检查结果正常，治愈出院。

本例患者先前所用蜈蚣系去头者足，用量适中，并入煎剂，故未见明显不适，后用未经炮制的蜈蚣且带头足、个大、条数多，平均每日近 3 条。整体用量过大是引起患者中毒性肝炎的主要原因。

【案例二】

患者，男，26 岁。患者平素体健，因腰痛到某个体诊所就医。该医生开具 8 条市售蜈蚣全虫及 2 剂中药，嘱患者以 2 条蜈蚣研末每日分早晚吞服。服下 4 条蜈蚣后，患者出现尿少、腰痛加重等症，故停药。第 4 日后患者出现双侧眼睑浮肿、恶心、呕吐胃内容物、鼻衄、皮下瘀斑及排黑便，于某医院急诊入院。体格检查示，患者体温 38.5℃，脉搏 124 次 / 分，贫血貌，重病容，双侧眼睑浮肿，巩膜黄染。经检查，患者肝肋下 2 cm，尿蛋白（++），尿红细胞（++），尿管型（+），尿胆原（++），诊断为急性肾功能衰竭。经利尿、纠正酸中毒及电解质紊乱，多次输血，先后 3 次血液透析，等等治疗，患者最终治疗无效死亡。

本例患者亦属因服用过量未炮制蜈蚣而产生中毒反应，加之送医不及时，导致死亡。故临床应用蜈蚣时应当十分慎重，严格遵守其使用范围及方法，严格控制剂量，处方应准确至"克"，而非传统的"条"，因为每条蜈蚣大小、长短悬殊，大者可达 2 g，小者多为 0.5 g，唯有按照克数定量才能保证剂量安全。需连续长期用药者，应加强对肝肾功能等方面的监测，以防蓄积中毒。同时，应加强患者对毒性中药的认识，不可自行购药或随意加大药量，偏信所谓的民间验方、偏方。

六、变通

（一）张锡纯治疗小儿惊风

张锡纯，中西医汇通学派的代表人物之一，近现代中国中医学界的医学泰斗。与江苏陆晋笙、泰兴杨如侯、广东刘蔚楚齐名，被誉为"医林四大家"，又与慈溪张生甫、嘉定张山雷并称为海内"名医三张"。张锡纯著有极负盛名的《医学衷中参西录》一书，临证讲究详细记录病情，用药讲求实效，创制的许多新方如镇肝熄风汤等多为后人所沿用。

惊风又称惊厥，是小儿常见的一种急重病症，临床以出现抽搐、昏迷为主要特点，一般以1～5岁的小儿为多见，年龄越小发病率越高，病情往往比较凶险、变化迅速，西医学称之为小儿惊厥。其中伴有发热者，多为感染性疾病所致；不伴有发热者，多为非感染性疾病所致。发病原因除常见的癫痫外，还有水及电解质紊乱、低血糖、药物中毒、食物中毒、遗传代谢性疾病、脑外伤、脑瘤等。

张锡纯认为："（蜈蚣）其性尤善搜风，内治肝风萌动，癫痫眩晕，抽掣瘛疭，小儿脐风。"对于肝风内动病证，无论虚实皆可配伍应用。张锡纯为治疗小儿慢惊风和急惊风创制了定风丹。方为：生明乳香9g，生明没药9g，朱砂3g，全蜈蚣（大者）1条，全蝎3g。上方共为细末，每小儿哺乳时，用药分许，置其口中，乳汁送下，1日约服药5次。气虚者，可配伍生黄芪、当归、党参；脾虚者，可配伍生山药、生白术、鸡内金；肝肾亏虚者，可配伍熟地、山茱萸、枸杞子、酸枣仁；脾肾阳虚者，可配伍丁香、肉桂、川椒、补骨脂、干姜、炮附子；肝胆火盛者，可配伍羚羊角、钩藤、薄荷、柴胡、龙胆草、青黛；阳明火热盛者，可配伍生石膏；痰盛者，可配伍清半夏、胆南星、僵蚕、茯神、代赭石。张锡纯说："此方以治小儿绵风或惊风，大抵皆效。而能因证制宜，再煮汤剂以送服此丹，则尤效。宗弟相臣，青县之名医也。喜用此丹以治小儿惊风。又恒随证之凉热虚实，作汤剂以送服此丹。其所用之汤药方，颇有可采。"

（二）王玉玺治疗银屑病

王玉玺，黑龙江中医药大学教授、硕士生导师，黑龙江省中医药学会外科分会主任委员，黑龙江省中西医结合学会皮肤疮疡委员会副主任委员，中华中医药学会外科分会常务理事，中华中医药学会外科疮疡专业委员会副主任委员。王教授善于中医辨证论治，治疗方式以中药内服为主、外治为辅，内治外治相结合，尤其对顽固性皮肤病如银屑病、荨麻疹、湿疹、各种皮炎等病的治疗有独到之处，疗效显著。

银屑病俗称牛皮癣，是一种由于多种因素相互作用引起的慢性鳞屑性皮肤病。症见患者皮肤出现红斑，上覆有白色鳞屑，病程较长、病情容易反复发作，属于临床疑难杂症。王教授指出银屑病的发生与"毒"非常密切。毒邪是银屑病致病的重要因素，不论热毒、风毒、湿毒，还是阴寒之毒，致病无不离毒。毒邪致病有一个特点，就是有病邪的兼夹性，毒邪极少单独致病，喜欢附于六淫、瘀血、痰浊、积滞，致使病情更为复杂、顽固及难愈。

王教授从"毒"出发，在三因制宜指导下，在临床上采用自创的蜈蚣败毒饮治疗银屑病，效果显著。蜈蚣败毒饮由蜈蚣3 g，鬼箭羽、紫草、土茯苓、甘草各10 g，乌梢蛇30 g组成。方中蜈蚣为君，辛以散风通络，温以通经逐瘀，集祛风、逐瘀、攻毒为一体；紫草解血中热毒，又可散血中瘀浊，土茯苓解湿毒，通行经络，鬼箭羽坚阴清热，行血散血，与紫草、土茯苓共为臣药，以助蜈蚣活血散瘀通络之力；乌梢蛇助其散风通络为佐；甘草调中解毒为使。方中蜈蚣治风毒、紫草散血毒、鬼箭羽逐瘀毒、土茯苓解湿毒，标本同治，配伍得当，为银屑病临床治疗提供了良好的借鉴思路。

（三）刘复兴治疗皮肤病

刘复兴教授，主任医师，全国老中医药专家学术经验继承工作指导老师，云南省首批名老中医药专家师带徒指导老师，云南省荣誉名中医，云南省中医医院皮肤科学术顾问。刘教授擅长以中医、中药治疗各种皮肤疑难杂症。

蜈蚣可开瘀解毒、杀虫生肌，刘教授将其广泛用于皮肤病的治疗。刘教授提出"皮疾起沉疴，必用蜈蚣"，用蜈蚣粉配乌梅外敷治疗胬肉、腐肉、皮赘，疗效切实。在治疗感染性皮肤病时，如毛囊炎、体癣、疣、带状疱疹等，刘教授常在内服或外洗方中加入蜈蚣2～3条，取其杀虫生肌之效。他发现，用蜈蚣脚碾粉外用治伤或溃疡，确有祛腐生肌之效。现代药理证实，蜈蚣中的粗蛋白和多肽具有镇痛、抗炎等作用，属于外周部位的抗炎镇痛药。

运用蜈蚣时需注意蜈蚣有杀灭孕卵的作用，故孕妇当慎用；因蜈蚣搜风走窜之力强，对大疱性皮肤病之水疱多、渗出多者，用之会加重渗出或破溃；对蜈蚣过敏者，例如用后出现皮肤痒甚、环形红斑，应禁用蜈蚣。过用蜈蚣后自觉头顶空痛（5条以上）者，宜减量（改为2条）即可。蜈蚣常用量为成人内服以2条（2g）为宜，儿童减半量，1岁以下幼童用三分之一条即可。入药时，蜈蚣不必去头、足，可入煎剂、散剂、洗剂、膏剂等，若焙黄碾粉吞服，则祛风之力更速。

（四）张鹤年治疗脑卒中

张鹤年教授，主任医师，曾获上海市普陀区十大名医及华佗奖。张教授擅长心脑血管疾病、消化道肿瘤、内科各种疑难杂症的治疗。

脑卒中是一种急性脑血管疾病，包括缺血性卒中和出血性卒中，病情多突发且进展迅速，中医多归于"中风"范畴。张教授认为，其病机以气虚血瘀多见，痰浊之邪阻于脑窍亦可发病。风性主动且易上浮，诸邪借助风势上达头部而扰动清窍，风痰邪毒阻于元神之府，蒙闭清窍，日久必发脑卒中或者头痛，因此脑卒中病及顽固性头痛可从风痰论治。张教授认为，蜈蚣具有良好的祛风通络止痛之功效，常将蜈蚣与石菖蒲、郁金、僵蚕、当归、川芎、路路通、丹参、桃仁、红花等药物同用。张教授的临证蜈蚣用量最少1g，最多5g，常用量为2～3g。张教授亦常用蜈蚣配伍僵蚕：蜈蚣走窜性猛，不仅能搜除潜伏在络脉中的风痰，涤痰开窍而止痉，亦能通络止痛；僵蚕性味咸、辛而平，引药上行，具有散风清热、化痰软坚、解毒镇痉之功效。两药相须为用则祛风涤痰止痉之力尤著，对缓解脑卒中病及顽固性头痛确有良好的效果。

现代药理研究发现，蜈蚣等虫类药含有的组胺样物质及溶血蛋白质，能使血管扩张、血栓溶解，并能增强血管内皮细胞功能，促使血管再生、改善循环，对于脑卒中病有明显的治疗效果。

（五）周仲瑛治疗肺癌脑转移

周仲瑛教授在各类肿瘤的诊治方面有独到见解，擅长西医辨病和中医辨证相结合，延缓肿瘤疾病进展，提高患者生存质量。

脑转移是肺癌的常见转移部位。周教授辨治肺癌脑转移时总结其规律，认为脑转移的病机虚实夹杂，虚者多为肝肾亏虚证，实者常为风痰上扰证。周教授将脑转移患者存在的头晕、疼痛等症状多辨为风痰上扰证，以牵正散为主方，辅以蜈蚣、露蜂房等具有较强祛风化痰、通络止痉之力的药物，借川芎引药上行、祛风止痛，葛根升举清阳，治疗肺癌脑转移中痰蒙清窍、风中头面经络引起的头晕、头痛、麻木、口眼㖞斜和言语謇涩等症状。

另外，周教授治疗癌性疼痛，多选用蜈蚣、土鳖虫、九香虫等虫类药与片姜黄相配伍。肺癌中癌性疼痛多由气滞血瘀、经络瘀阻所引起，虫类药可祛风通络、化瘀止痛，加之片姜黄能破血行气，通经止痛，故此类药物组合常用于肺癌患者常出现的胸、腹、肩背各处的疼痛。

现代药理研究显示，蜈蚣提取液能显著增强机体吞噬细胞的吞噬活性，影响机体的非特异性免疫细胞功能，同时蜈蚣可抑制多种癌细胞的分裂增殖，可用于癌症治疗。

第十一讲　安神妙药 ㊟ 朱砂

　　朱砂为硫化物类矿物辰砂族辰砂，主要化学成分是硫化汞（HgS）。辰砂采挖后，选取纯净者，用磁铁吸净含铁的杂质，再用水淘去杂石和泥沙。本品主产于我国湖南、四川、贵州等省，传统以产于辰州（今湖南沅陵等地）者为道地药材。

　　《神农本草经》记载朱砂（丹砂）为上品，久服可"通神明"，故后世多治炼服食。南北朝时代，随着道教的兴旺，炼丹术逐渐进入高潮，朱砂被用作主要的炼丹物质。随着丹药服食不当导致的中毒事件日益增多，至宋代，人们逐渐认识到朱砂炼制的丹药"可杀人"。至金元时期，已有医家提出朱砂"有毒"。明清时期，随着炮制方法日益改进和人们对朱砂的认识逐渐加深，朱砂的毒性也被明确记载下来。

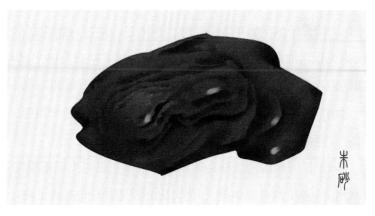

图 11　朱砂

朱砂为安神之佳品，但须严格控制用法用量。古今医家对于朱砂多有应用，后世可认真揣摩其用药经验。

一、释名

朱砂在《神农本草经》中名为"丹砂"。"丹"者，一为朱红色之意；二则源于古人在挖采朱砂时，需挖地数尺，有井中采"丹"之意，如《本草蒙筌》所言，丹砂的位置"在井围石壁内"。《本草纲目》记载："后人以丹为朱色之名，故呼朱砂。"色赤谓之"朱"，"砂"指细碎的石粒，本品色红，多为砂粒状，故又名朱砂。贵州东部和湖南西部所产朱砂以质好量大而出名，且多运到湖南西部的辰溪，再转销全国各地。辰溪成为当时辰砂主要的集散地，"辰砂"一名也由此而来。现代，"朱砂"为药品正名。

二、传说

石林居士叶梦得曾在《避暑录话》中记载过宋代林彦振和谢任伯服朱砂导致中毒的故事。

"余所目击林彦振，平日充实，饮啖兼人，居吴下，每以强壮自夸。有医周公辅，言得宋道方丹砂秘术，可延年而无后害。道方，拱州良医也。彦振信之，服三年，疽发于脑，始见发际如粟，越两日，项额与胸背略平，十日死。方疾亟时，医使人以帛渍所溃脓血，濯之水中澄，其下略有丹砂，盖积于中，与毒俱出也。谢任伯平日闻人畜伏火丹砂，不问其方必求服，唯恐不尽，去岁亦发脑疽。有人与之语，见其疾将作，俄顷觉形神顿异，而任伯犹未知觉。既觉，如风雨，经夕死。十年间，亲见此二人，可以为戒矣。"

朱砂排泄缓慢，长期连续服用常规量，也可出现蓄积性汞中毒。文中林彦振、谢任伯二人平素身强体健，却皆因长期服用朱砂而送了命。林服朱砂3年，毒发后10天即死，死后脓血中可澄出朱砂。林、谢二人在病发时皆发"脑疽"，病程皆极短，多则 10 天，少则朝夕之间，朱砂之毒性可见一斑。

三、溯源

朱砂入药历史悠久，在《黄帝内经》中已将其用于方中以避疫毒之气，如小金丹方中即含"辰砂二两"。对于朱砂毒性的认识，我国古代本草的记载经历了从"无毒"到"有毒"的变化历程。《神农本草经》中朱砂名为"丹砂"，书中将其列为上品首位药，认为其无毒，言其"味甘，微寒。主身体五脏百病，养精神，安魂魄，益气，明目，杀精魅邪恶鬼"，具有安神、明目之功。《本草经集注》亦记载其"无毒"，并提到优质朱砂的鉴别特征："能化为汞，作末名真朱，光色如云母，可析者良。"孙思邈创"磁朱丸"，以朱砂为主药的，功主明目，又将朱砂应用于凉开剂紫雪丹中，将其重镇安神与清热解毒的功效兼而用之。直至宋代，人们才对朱砂能引起中毒有了较为明确的认识。《本草图经》提出朱砂有毒，对服食朱砂的做法提出批判："谨按郑康成注《周礼》，以丹砂、石胆、雄黄、礜石、磁石为五毒，古人惟以攻创疡。而《本经》以丹砂为无毒，故人多炼治服食，鲜有不为药患者。"《本草衍义》记载："其生朱砂，初生儿便可服，因火力所变，遂能杀人，可不谨也。"明代《本草蒙筌》提出朱砂"生饵无毒，炼服杀人"的观点。李时珍在《本草纲目》中总结了明以前对朱砂的论述，并详述了朱砂的配伍应用方法："同远志、龙骨之类，则养心气；同当归、丹参之类，则养心血；同枸杞、地黄之类，则养肾……可以明目，可以安胎，可以解毒，随佐使而见功，无所往而不可。"同时，李时珍肯定了朱砂炮制后有毒性的说法："丹砂，《别录》云无毒，岐伯、甄权言有毒，似相矛盾。按《何孟春余冬录》云：丹砂性寒而无毒，入火则热而有毒，能杀人，物性逐火而变。此说是也。"至清代，医家对丹砂毒性已有深入了解并趋于统一，即生品无毒，而火炼后则有剧毒。现代医药学专家在前人对朱砂认识的基础上，对其成分、毒性等方面进行深入研究，推动了人们对朱砂的认识。《中国药典》载朱砂"有毒"，规定用量在 0.1～0.5 g，多入丸散服，不宜入煎剂。朱砂不宜大量服用，也不宜少量久服。

四、辨析

（一）主要炮制品

本品为粒状或块状集合体，呈颗粒状或块片状。鲜红色或暗红色，条痕红色至褐红色，具光泽。体重，质脆，片状者易破碎，粉末状者有闪烁的光泽。无臭，无味。片状者称为"镜面砂"，块状者称"豆瓣砂"，碎末者称"朱宝砂"。

朱砂有其特殊的炮制方法——水飞法：取天然的辰砂矿石，劈开辰砂矿石，用磁石吸净铁屑，置乳钵内，加少量饮用水研磨成糊状，然后加多量饮用水搅拌待粗粉下沉，倾出上层混悬液。下沉的粗粉再按上法反复操作多次，至手捻细腻、无亮星为止，弃去杂质。合并倾出的混悬液，静置后倾去上清液，取沉淀物，晾干或40℃以下干燥，研散。

（二）主要鉴定

取本品粉末，用盐酸湿润后，在光洁的铜片上摩擦，铜片表面显银白色光泽，加热烘烤，银白色消失。（检查汞盐）

取本品粉末2 g，加盐酸-硝酸（3∶1）的混合液2 mL，使溶解，蒸干，加水2 mL使溶解，滤过。所得滤液照下述方法试验：①取滤液，加氢氧化钠试液，即生成黄色沉淀。（检查汞盐）②取滤液调至中性，加碘化钾试液，即生成猩红色沉淀，能在过量的碘化钾试液中溶解；再以氢氧化钠试液碱化，加铵盐即生成红棕色的沉淀。（检查汞盐）③取滤液，加氯化钡试液，即生成折色沉淀；分离，沉淀在盐酸或硝酸中均不溶解。（检查硫酸盐）④取滤液，加醋酸铅试液，即生成白色沉淀；分离，沉淀在醋酸铵试液或氢氧化钠试液中溶解。（检查硫酸盐）

五、运用

（一）临床用药

药性： 甘，微寒；有毒。趋向沉降。归心经。

主要功效：清心镇惊，安神，明目，解毒。

临床应用：

治心悸易惊，失眠多梦。本品专入心经，性寒质重，既能清心经实火，又能镇惊安神，为治心神不安之要药。对于心火亢盛或阴血不足导致的失眠多梦、心悸怔忡均可配伍应用，如朱砂安神丸。

治惊风，狂乱，癫痫。本品可清心、镇心，有镇惊止痉之功，常与泻火解毒、开窍、息风止痉之品同用。常与牛黄同用治温病高热烦躁、神昏谵语、惊厥抽搐之热陷心包证，如《温病条辨》安宫牛黄丸。

治口疮、喉痹，疮疡肿毒。本品善解热毒，治热毒疮痈，无论内服、外用均可。常与雄黄、山慈菇、大戟等配伍以解毒散结，如太乙紫金锭；与消肿止痛药配伍治疮毒红肿热痛；与冰片、硼砂等配伍外用治咽喉、牙龈肿痛，口舌生疮，如冰硼散。

治眼目昏暗、视物不明。本品可清心降火、明目，常与磁石、神曲同用治疗心肾不交之视物昏花、耳鸣耳聋、心悸失眠，如磁朱丸。

特点：朱砂甘寒质重，寒能降火、重可镇怯，专入心经。本品善清心降火，重镇安神，广泛用于治疗多种原因所致的心神不宁、心悸、失眠、惊风、癫痫，而对心火亢盛、心神不安诸证更有适宜。李东垣言："丹砂纯阴，纳浮游之火而安神明，凡心热者，非此不能除。"此外，朱砂内服、外用均有良好的清热解毒作用，为治热毒疮肿、咽痛、口疮所常用。

（二）中药毒性

1. 主要毒性成分

朱砂入药只宜生用、入丸散，忌用火煅，见火则析出水银，尤其容易导致中毒。现代研究表明，朱砂的中毒原因为汞中毒，朱砂中的汞主要以硫化物即硫化汞的形式存在。人体对汞具有高度亲和力，患者口服朱砂后，Hg^{2+} 在其血液中的达峰时间为 11 小时，在体内的半衰期可达 65～70 天，易蓄积，肝脏和肾脏的汞蓄积最明显，严重时可导致肝脏及肾小管变性坏死。汞可在肾脏中聚集、经肾脏排泄，因此肾脏对汞特别敏感。在肾脏中，汞主要蓄积在集合管、近曲小管远端等处，因此汞中毒主要损害肾小管，而对肾小球影响不大。汞能与蛋白质的巯基、氨基、羧基及核酸的磷酰基和碱基等化学基团产生相互作用。其与蛋白质的巯基结合，可影响蛋白质尤其是酶蛋白的功能，从而影响细胞代谢，造成细胞损伤。游离汞和有机汞还可透过血脑屏障，产生神经毒性。

朱砂急性中毒常见呕吐血性黏液、腹痛、血便等急性腐蚀性胃肠炎症状，部分可出现少尿、尿闭、浮肿、血压下降、抽搐等急性肾衰竭和外周循环衰竭表现。

临床上朱砂急性中毒者少见，患者往往是长时间大剂量服用朱砂导致的慢性汞中毒。慢性汞中毒的患者表现为有口腔金属味，口腔黏膜充血、出血，还可伴有恶心、呕吐、腹痛、腹泻、贫血、消化道出血、心律失常、肝功异常、慢性肾功能衰竭等。

2. 中毒案例

【案例一】

患者，女，37岁。患者因痔疮肛周疼痛用中药外敷、熏蒸治疗，治疗8天后自觉肛周疼痛加剧，伴心慌、胸闷、纳差、口干口渴、胸闷、气短、间断咳嗽，于当地某医院住院治疗。住院期间患者出现癫痫样抽搐，表现为牙关紧闭、口吐白沫、四肢僵直，因病情加重转至重症监护病房治疗。患者肛周可见痔脱出，周围黏膜水肿、溃烂，外阴皮肤发黑肿胀。经询问，患者外敷熏蒸所用中药为：朱砂1 g，白矾150 g，乌梅150 g，等等。某医建议急查其尿汞含量，结果显示尿汞含量为28 g/L（正常值 <10 g/L），遂确诊患者为药物性汞中毒，给予其二巯丙磺酸钠针剂0.25 g肌肉注射（每8小时进行一次）驱汞治疗，并用注射用还原型谷胱甘肽、复方甘草酸苷注射液保肝。每日监测患者的尿汞、肝功能、心率和血压变化。入院第6天，患者精神明显好转，肛周感染较前好转，肿胀疼痛较前明显好转，未再出现抽搐症状，心率、血压恢复正常范围，心肺功能明显改善，肝功能提示各转氨酶指标较前下降，复查尿汞浓度亦恢复正常。

无机汞人体吸收率为5%，甲基汞吸收率可达100%。朱砂在厌氧有硫环境下，pH=7、37℃的暗环境中与带甲基的物质相遇均能产生甲基汞，人体肠道恰具备这一条件。患者自用中药的用药途径为外敷、熏蒸，外敷时部分朱砂进入直肠可产生甲基汞，使汞的吸收率增加，熏蒸时汞蒸气也可通过直肠黏膜吸收进入血液循环，加上患者患痔疮，直肠黏膜屏障破坏，导致进入血液循环的汞浓度增加，产生汞中毒。

【案例二】

患者，男，农民，49 岁。患者因心悸失眠，用民间验方朱砂（9 g）加水煮猪心（1 个）食用，分 2 天 4 次服完。连续服用至第 10 天，患者心悸失眠逐渐好转。连续食用 1 个月余，患者出现腹痛，偶有恶心、呕吐，自认为受凉引起胃肠炎症，曾口服土霉素等药物后症状缓解。患者继续食用朱砂煮猪心 1 个月后，出现全身无力、双下肢浮肿、蛋白尿、少尿、逐渐无尿等症状。患者于某医院检查显示血尿素氮、非蛋白氮、肌酐指标均明显升高，肝功能转氨酶升高，血氯降低，血钾升高，血糖降低。某医诊断患者为汞中毒，急性肾功能衰竭。患者先后做血液透析等对症治疗半年余，后因治疗无效并发消化道出血而死亡。

"朱砂炖猪心"是一道民间治疗失眠的药膳，但在煎煮过程中，朱砂很有可能落至煎煮容器侧壁或底部产生煅烧，从而导致汞析出，故临床用朱砂只宜在规定计量内入丸散服。本例患者既未按照要求剂量服用（平均每日摄入 4.5 g 朱砂），又未能入丸散服用，加之治疗不及时，使得汞蓄积中毒，最终导致死亡。在古方中常见的"朱砂拌茯神""朱砂拌寸冬"等，皆为以朱砂挂衣炮制药物，但出于用药安全角度，目前临床已基本不使用。

六、变通

朱砂首载于《神农本草经》，可清心镇惊、安神、明目、解毒。但因其含有重金属汞，药用的安全性备受争议。朱砂须合理配伍应用，往往收获良效。

（一）叶天士治疗妇女崩漏

著名医学家叶天士曾在著作中阐述了妇人胎前产后、经水适来适断之际所患温病的证候和治疗方法，他对妇女崩漏的治疗有独到的见解。

崩漏是指妇女非周期性子宫出血。其发病急骤，暴下如注，大量出血者为"崩"；病势缓，出血量少，淋漓不绝者为"漏"。叶天士认为，女子产育频经，奇经八脉不固，又因为情志易怒，久郁气火燔灼，导致阳乘脉动，伤及阴络，络伤血溢，经来如崩。络伤血溢，其阴必虚，故脉虚数、肌肉易热。因为血海空虚，奇经受损，所以腰髀酸楚。脉数，似为热象，但是脉来虚数，则非真热而为阴虚证；肌肉热，似为外邪，但是肌肉易热，则非外邪，而为内伤证。此证此脉，如药用温暖，则更伤其阴，恐阴必亡；如药用苦寒，则伤其阳，恐阳亦亡。考宋、元、明诸贤，大凡不受热药体质，必用震灵丹以固下，更佐能入诸经之品，通摄兼进。方用以人参、茯神、女贞子、天冬（天冬肉）、墨旱莲（旱莲草）、炙甘草、当归（炒）、枸杞（炒），送服震灵丹六十粒。震灵丹的组成为：朱砂100ｇ（水飞），禹余粮120ｇ，紫石英120ｇ，赭石（丁头代赭石）120ｇ，赤石脂120ｇ，乳香200ｇ，没药200ｇ，五灵脂200ｇ。上方为末，以糯米粉糊为丸，如鸡头实大。方中朱砂甘凉，用以清心热。诸药合用，养血镇逆，则阴守阳潜；固下涩经，则血不内溢。血活则诸痛止，心清则心气宁。叶天士用此法治疗奇经八脉不固，经来如崩之证，可为后世所参考。

（二）张锡纯治疗霍乱

霍乱又称触恶，泛指突然剧烈吐泻、心腹绞痛的疾病。《灵枢·五乱》载："清气在阴，浊气在阳，营气顺脉，卫气逆行，清浊相干，乱于胸中，是谓大悗……乱于肠胃，则为霍乱。"

张锡纯自创治霍乱方三首。霍乱吐泻导致津伤气耗，筋脉不得濡养，出现的筋脉拘挛疼痛俗称"转筋"，张锡纯治以急救回生丹。方为：朱砂4.5ｇ（顶高者），冰片0.9ｇ，薄荷脑（薄荷冰）0.6ｇ，粉甘草3ｇ（研末）。方中朱砂色赤入心，能解心中窜入之毒，且又重坠，善止呕吐，令服药后不致吐出。诸药合用，解毒救急，醒神开窍。该方还可治疗诸般痧证暴病、头目眩晕、咽喉肿痛、赤痢腹痛、急性淋证。若治疗霍乱吐泻转筋、下痢腹痛及一切痧证，张锡纯用卫生防疫宝丹。方为：朱砂90g，粉甘草300g，细辛45g，香白芷30g，薄荷脑（薄荷冰）12g，冰片6g。平素口含化服，能防一切疬疫传染。若其吐泻已久，气息奄奄有将脱之势者，但服此药恐不能挽回，宜接服急救回阳汤。方为：潞党参24g，生山药30g，生白芍15g，山萸肉24g（去净核），炙甘草9g，赭石12g（研细），朱砂1.5g。服用时先用童便半盅炖热，送下朱砂，继服汤药。用朱砂且送以童便者，以此时百脉闭塞，系心脏毒气所伤，将息其鼓动之机，故用朱砂直入心以解毒，引以童便使毒气从尿道泻出，而童便之性又能启发肾中之阳上达至心脏也。是此汤为回阳之剂，实则交心肾、和阴阳之剂也。

（三）柳少逸治疗郁证

柳少逸教授，中华中医药学会中医药文化分会理事，山东中医药学会民间疗法专业委员会主任委员，山东中医药学会心脑病专业委员会委员。柳教授临床经验丰富，尤擅治疗心脑病、肿瘤、糖尿病、肾病、神志病、老年退行性疾病等疑难顽症。柳教授又熟谙针灸、推拿等非药物疗法，精研药物外治法，熔内治外治于一炉。

郁证由情志抑郁、气机郁滞使然，凡因情志怫郁、气机不畅、脏腑不和而致之病属之。柳教授认为，《素问·六元正纪大论》五郁治法之"木郁达之"对治疗郁证尤有指导意义。郁证初起，情怀抑郁、气机不畅，常见郁郁寡欢、精神萎靡、胸闷胁痛、纳呆脘痞等症，治宜疏肝达郁。对治郁证，柳教授常予以柴胡加龙骨牡蛎汤，往往应手而愈。柴胡加龙骨牡蛎汤出自《伤寒论》，为少阳证误下、烦惊谵语之方。本方为小柴胡汤的变法，由小柴胡汤去甘草，加铅丹、龙骨、牡蛎、茯苓、桂枝、大黄组成。柳教授常以朱砂代替原方中铅丹，取朱砂镇心安神之功，与诸药共为和解少阳、镇惊除烦之剂，以治疗郁证。现代研究显示，小剂量的朱砂具有抗焦虑的作用，可用于治疗郁证。

（四）王付治疗小儿夜啼

王付教授，医学硕士，博士生导师，国家科学技术奖励评审专家，国家自然科学基金评审专家，国家中医药管理局中医师资格认证中心命审题专家。王教授善于运用经方诊治临床常见病、多发病及疑难杂病，疗效显著，对运用"十八反""十九畏"辨治临床各科杂病具有独到的理论认识及临床诊治经验。

夜啼是指小儿白天能安静入睡，入夜则啼哭不安、时哭时止，或每夜定时啼哭，甚则通宵达旦。在临床中，小儿夜啼、不寐常伴有睡中惊惕、身热、烦躁不安、胆小易惊、大便干结、手足心热，舌质红、苔薄黄，脉细数等症，病机包括阴血亏虚、郁热扰神、心神失藏，治疗应当清解郁热、凉血解毒、益阴安神。对于小儿夜啼，王教授治以朱砂安神丸：朱砂 15 g，黄连 18 g，炙甘草 17 g，当归 8 g，生地黄 8 g。将上药研为细散状，每次服 3 g，口腔含化，饭后服用。方中朱砂、黄连清热，朱砂偏于安神，黄连偏于燥湿；生地黄、当归益血，生地黄偏于凉血、当归偏于活血；甘草益气和中。诸药合用，可以清热养血、重镇安神。

现代研究显示，朱砂可降低大脑中枢神经兴奋性，进而镇静、催眠，以减轻小儿夜啼。若夜啼甚者，加大黄连用量，再加黄芩，以清泻郁热；若不寐者，加酸枣仁、知母，以养心清热；若手足心热者，加大生地黄用量，再加玄参以清热凉血；若睡中惊悸者，加酸枣仁、远志、柏子仁，以养心安神；若身热者，加石膏、知母，以清热泻火；若大便干结者，加大黄、芒硝，以泻热通便。

参考文献

[1] 尚志钧. 神农本草经校注 [M]. 北京：学苑出版社，2008.

[2] 陶弘景. 本草经集注 [M]. 北京：人民卫生出版社，1994.

[3] 苏敬. 新修本草. 辑复本 [M]. 尚志钧，辑校. 2版. 合肥：安徽科学技术出版社，2004.

[4] 李时珍. 本草纲目. 校点本 [M]. 马美，校点. 北京：人民卫生出版社，1982.

[5] 吴普. 吴普本草 [M]. 北京：人民卫生出版社，1987.

[6] 陈嘉谟. 本草蒙筌 [M]. 北京：中医古籍出版社，2009.

[7] 张志聪. 本草崇原 [M]. 北京：中国中医药出版社，1999.

[8] 王怀隐. 太平圣惠方. 校点本 [M]. 郑金生，汪惟刚，董志珍，校点. 北京：人民卫生出版社，2016.

[9] 吴仪洛. 本草从新 [M]. 北京：中国中医药出版社，2019.

[10] 汪切庵. 本草易读 [M]. 太原：山西科学技术出版社，2015.

[11] 汪昂. 本草备要 [M]. 北京：人民卫生出版社，2019.

[12] 王好古. 汤液本草 [M]. 北京：中国医药科技出版社，2011.

[13] 李杲. 珍珠囊补遗药性赋 [M]. 北京：中国中医药出版社，2020.

[14] 钱俊华. 本草害利评按 [M]. 北京：中国中医药出版社，2013.

[15] 杨仓良. 毒药本草 [M]. 北京：中国中医药出版社，1993.

[16] 张璐. 本经逢原 [M]. 北京：中国中医药出版社，2007.

[17] 王肯堂. 证治准绳 [M]. 北京：中国中医药出版社，1997.

[18] 张介宾. 景岳全书 [M]. 上海：上海古籍出版社，1991.

[19] 张廷模，彭成. 中华临床中药学 [M]. 北京：人民卫生出版社，2015.

[20] 高学敏. 中药学 [M]. 北京：中国中医药出版社，2002.

[21] 程超寰. 本草释名考订 [M]. 北京：中国中医药出版社，2013.

[22] 杜冠华. 中药材"毒"古今研究概评 [M]. 北京：中国医药科技出版社，2018.

[23] 梅全喜. 现代中药药理与临床应用手册 [M]. 3版. 北京：中国中医药出版社，2016.

[24] 彭成，彭代银. 中药药理学 [M]. 北京：中国医药科技出版社，2018.

[25] 彭成. 中药毒理学 [M]. 北京：中国中医药出版社，2014.

[26] 闵捷，卢寅熹 . 毒性中药的临床应用 [M] . 北京：中国中医药出版社，1994.

[27] 马密霞，胡文祥，刘接卿，等 . 马钱子属植物的药理毒理作用及临床应用进展 [J] . 中国医院药学杂志，2007（12）：1725-1728.

[28] 刘春美，吴晓峰，潘扬，等 . 巴豆发酵品与生巴豆、巴豆霜中毒性成分的含量比较 [J] . 中国药房，2011，22（43）：4071-4074.

[29] 章成本 . 浅析《伤寒杂病论》中巴豆的运用 [J] . 江西中医药，1987（4）：42，54.

[30] 黄凤英，高健美，龚其海 . 半夏药理作用及其毒性研究进展 [J] . 天然产物研究与开发，2020，32（10）：9.

[31] 于晓彤，逄冰，周强 . 仝小林教授运用半夏经验 [J] . 吉林中医药，2015，35（6）：569-571.

[32] 辛小红，袁晓霞，陈彦竹，等 . 乌头汤治疗类风湿关节炎探微 [J] . 中国中医急症，2020，29（8）：1427-1428，1432.

[33] 李双，黎锐，曾勇，等 . 川乌的化学成分和药理作用研究进展 [J] . 中国中药杂志，2019，44（12）：2433-2443.

[34] 邓家刚 . 论张仲景对有毒中药临床应用的贡献 [J] . 山东中医杂志，2001（8）：454-456.

[35] 张世臣，李可 . 中国附子 [M] . 北京：中国中医药出版社，2013.

[36] 时登龙，刘代缓，曹喆，等 . 苦杏仁药理作用及炮制工艺研究进展 [J] . 亚太传统医药，2018，14（12）：106-109.

[37] 张瑞冬 . 蕲蛇临床应用的理论研究 [D] . 杭州：浙江中医药大学，2011.

[38] 吴福林，董庆海，王涵，等 . 中药全蝎研究进展 [J] . 辽宁中医药大学学报，2018，20（12）：108-111.

[39] 吕俊秀，杨文华 . 全蝎的不良反应研究及防治 [J] . 中国民族民间医药，2010，19（01）：45，48.

[40] 邱赛红，丁雯雯 . 全蝎内服所致不良反应及原因分析 [J] . 湖南中医杂志，2013，29（01）：141-143.

[41] 张乔，刘东，赵子佳，等 . 蜈蚣有效成分提取分离及药理作用研究进展 [J] . 吉林中医药，2016，36（12）：1244-1246.

[42] 刘君 . 对中药朱砂药理作用、毒性及炮制方法的研究进展 [J] . 当代医药论丛，2020，18（08）：199-201.